AF462097

Bien affectueux souvenir à
son ami le professeur [illegible]
son tout dévoué

[illegible]

CLINIQUE DE VITTEL

ARTÉRIO-SCLÉROSE
ET
ARTHRITISME

PAR

Le Dr P. BOULOUMIÉ
Officier de la Légion d'Honneur
et de l'Instruction Publique
MÉDECIN CONSULTANT A VITTEL

AVEC 6 FIGURES DANS LE TEXTE

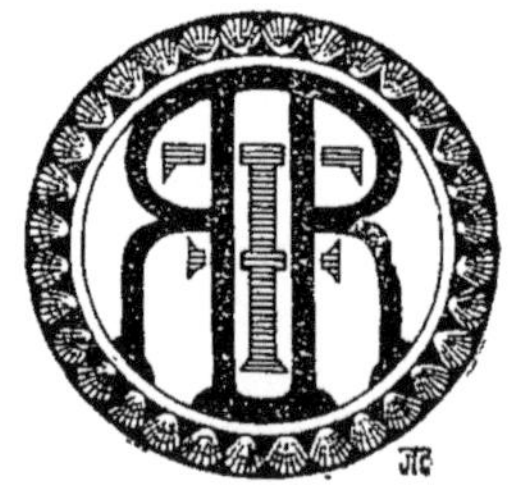

PARIS
F. DE RUDEVAL, Éditeur
4, Rue Antoine-Dubois

1907

CLINIQUE DE VITTEL

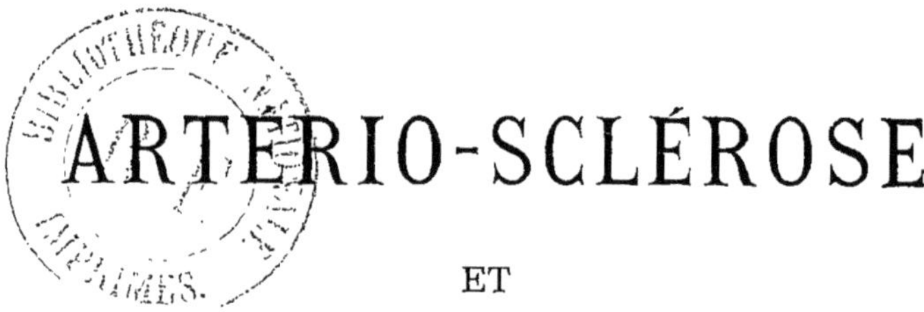

ARTÉRIO-SCLÉROSE

ET

ARTHRITISME

Depuis l'époque encore peu éloignée (1872), où le mémoire de Gull et Sutton sur *l'artério-capillary-fibrosis*, a particulièrement attiré l'attention sur l'artério-sclérose, seulement entrevue avant eux par M. Lancereaux, certains médecins l'ont vue partout et lui ont tout rapporté ; d'autres ont semblé l'ignorer ; la plupart, en France du moins, s'en sont pendant longtemps désintéressés ; d'autres enfin s'en sont occupés seulement en raison et à l'occasion des accidents qu'elle provoque dans ses périodes déjà avancées, mais sans rechercher suffisamment à reconnaitre, dans ses premières manifestations, le lien qui va progressivement relier celles-ci à ceux-là. Quelques maîtres, toutefois MM. Lancereaux, Potain, Huchard notamment, et leurs élèves, l'ont soigneusement recherchée et étudiée. L'un d'eux

M. Lancereaux, avait insisté déjà, en 1867, sur les lésions viscérales liées à l'inflammation et au rétrécissement des artères, en particulier dans la néphrite atrophique et le ramollissement cérébral, et, en 1870, il avait reconnu l'origine artérielle de certaines néphrites, auxquelles il avait donné le nom de néphrites artérielles.

Dans ses cliniques publiées en 1894, alors que cependant l'artério-sclérose avait, depuis plus de 20 ans déjà, été décrite et baptisée de ce nom, il constate que « la plupart des auteurs ne se sont pas encore décidés à envisager ce complexus morbide dans son emsemble et si, dit-il, ils étudient et décrivent ses parties élémentaires, ils n'ont pu encore se décider à en admettre la synthèse. » Potain et Huchard cependant insistaient depuis longtemps sur ces associations morbides tenant à une même cause, la lésion scléreuse des artères. Il en a quand même été ainsi pendant assez longtemps encore et jusqu'à ces derniers temps. Il y a pourtant grand intérêt à ce qu'il en soit autrement ; chacun le reconnaît aujourd'hui et convient qu'il faut soupçonner l'artério-sclérose chez tous ceux qui y sont prédisposés par leur âge, leur genre de vie, leur état diathésique, etc., pour chercher à la prévenir ou tout au moins à la dépister dès ses débuts, car alors seulement elle est encore curable, ou, du moins, sa marche peut être enrayée et les accidents qu'elle entraîne peuvent être grandement atténués, en même temps que leur échéance peut être considérablement retardée.

Je m'y suis, pour ma part, depuis plus de 30 ans, tout particulièrement attaché, et cela pour deux raisons :

1° J'avais été, dès les débuts de ma carrière médicale, vivement frappé par les accidents rapidement mortels dont j'avais été témoin chez de vieux arthritiques et dont je n'avais pu m'expliquer la gravité que par la préexistence d'un trouble profond dans la nutrition et le fonctionnement des organes, cœur, reins, foie en particulier ; l'une des victimes était un de mes plus proches parents ;

2° Peu après, dès mes débuts dans la clientèle thermale, j'avais constaté la fréquence de troubles circulatoires, artériels surtout, chez mes malades, à peu près tous arthritiques, dont beaucoup atteints de goutte, si bien que, après 3 ans d'exercice de la médecine à Vittel, en 1875, j'écrivais : « On pourrait dire sans exagération que les lésions artérielles sont à la goutte ce que les lésions cardiaques sont au rhumatisme. » (1)

Depuis lors, poursuivant mes recherches et examinant systématiquement, autant du moins qu'il est possible en clientèle, l'état du cœur, des vaisseaux et de la circulation par les divers procédés en usage, j'ai trouvé dans l'accumulation des faits la confirmation de cette opinion, qu'un maître éminent en pathologie cardiaque, M. Huchard, a heureusement formulée plus tard dans l'aphorisme suivant : « La goutte est aux artères ce que le rhumatisme est au cœur. »

J'ai vu de plus que les troubles de la circulation artérielle et l'hypertension qui font prévoir ou reconnaître les débuts des lésions artérielles d'abord, cardio-artérielles ensuite, sont, du moins dans la clientèle de Vittel, c'est-à-dire chez les arthritiques, notablement plus fréquents que les troubles dus aux lésions cardiaques valvulaires, d'origine rhumatismale le plus généralement,

(1) *Goutte*, étiologie, formes, périodes, transformations et manifestations primordiales. (Soc. de méd. de Paris, 1875).

et que ces manifestations sont d'une fréquence absolue excédant sensiblement le 1/3 des sujets observés ; 2° qu'elles passent généralement inaperçues à leurs débuts et que, dès lors, elles ne sont pas traitées au moment où elles le seraient avec le maximum d'efficacité. J'ai en outre maintes fois constaté combien il est difficile d'obtenir l'obéissance aux prescriptions hygiéniques, qui sont pourtant, en pareil cas, les plus importantes, de sujets bien portants en apparence, dont on hésite souvent à à empoisonner l'existence en leur révélant un trouble circulatoire qui, est, par beaucoup, considéré comme un arrêt de mort.

J'ai noté, autant qu'il m'a été possible, en même temps que les effets et les résultats immédiats et consécutifs de la cure de Vittel, la marche du goutteux vers l'artério sclérose et les cardiopathies à début artériel. J'ai étudié avec soin chez mes malades les manifestations de début de ces affections et les modifications qu'elles imposent dans l'administration des eaux et des moyens adjuvants de la cure hydrominérale, et qui varient avec les diverses catégories de malades et chaque malade en particulier, suivant qu'il est plus ou moins touché dans sa circulation. C'est ainsi que j'ai été conduit a insister sur l'attention toute particulière qu'il y a lieu de porter aux modifications des tensions artérielle et artério-capillaire quand il s'agit de prescrire et de diriger une cure thermale quelle qu'elle soit et en particulier la cure de Vittel.

Ce sont surtout les signes précurseurs et les symptômes de l'artério-sclérose à ses premières périodes que j'ai eu à rechercher et que j'ai constatés le plus souvent, les malades arrivés à une période avancée n'étant généralement pas, avec raison d'ailleurs, envoyés à Vittel.

Ces recherches dont j'ai publié les premiers résultats en 1901, dans une communication à la Société de Thérapeutique, particulièrement en ce qui concerne les modifications des tensions au cours de la cure de Vittel, ont été poursuivies depuis par moi-même et par la plupart des médécins hydrologues, qui ont reconnu le haut intérêt pratique de la sphygmomanométrie tant au point de vue des indications thérapeutiques qu'au point de vue du diagnostic et du pronostic et de la direction à donner au traitement.

Le public dont l'attention avait déjà été éveillée par la publication dans les journaux politiques et littéraires des compte-rendus des Sociétés savantes traitant de ces questions, s'en est dès lors préoccupé davantage et on l'entend parler aujourd'hui d'artério-sclérose comme on l'a successivement entendu parler de dilatation de l'estomac, de neurasthénie, d'entérite, d'appendicite.

Est-ce un mal ? est-ce un bien ? je ne saurais en décider, car si la vulgarisation de la fréquence de l'artério-sclérose est un mal en ce qu'elle inspire à certains des craintes sans fondement, elle est un bien en ce qu'elle rend le médecin en général et le médecin hydrologue en particulier plus sévère dans ses prescriptions hygiéniques, et plus circonspect dans l'emploi un peu empirique, il faut le reconnaître, de certaines pratiques et de certains moyens, et le malade plus prévoyant, plus sobre et plus docile à ces prescriptions hygiéniques qui sont sa sauvegarde.

Cette situation et surtout la récente discussion provoquée à l'Académie de médecine par la communication de M. Huchard sur la présclérose et les opinions émises à ce sujet par plusieurs orateurs m'engagent à reproduire ici, à côté des résultats que j'ai consignés dans mon livre sur la Sphygmotonométrie clinique, ceux que j'ai constatés depuis et à verser aux débats le résumé des nombreux documents cliniques que j'ai recueillis et qui montrent qu'on ne saurait trop rechercher les premiers indices, sinon les premiers symptômes de l'artério-sclérose, parmi lesquels l'exagération des tensions artérielle et artério-capillaire, parce qu'en traitant comme il convient les causes productrices de celle-ci on retarde et on atténue, si on ne les évite pas entièrement, les dangers de la maladie elle-même.

Ce sera pour moi l'occasion de préciser, autant qu'il est possible actuellement, les effets de la cure de Vittel sur l'état des tensions artérielle et artério-capillaire et sur l'évolution de l'artério-sclérose chez les arthritiques et de dire dans quelles circonstances et dans quelles limites les cures hydrominérales et en particulier la cure de Vittel peuvent être utiles.

Connexions entre la Goutte, l'Hypertension et l'Artério-Sclérose et la néphrite

Avant tout, je dirai quelques mots des connexions étiologiques existant entre la goutte, l'hypertension et l'artério-sclérose, que j'ai eu si souvent l'occasion de noter.

J'ai été depuis longtemps en effet et je suis de plus en plus frappé par l'évidence de ces connexions étiologiques et par les analogies symptômatiques existant entre ces maladies et ces états et celles qui existent entre eux et la néphrite interstitielle, à tel point qu'il me parait difficile d'étudier l'un sans se préoccuper des autres et de négliger les indications qui découlent de cette connexité.

En ce qui concerne la goutte, on discute encore pour savoir si elle est due, soit à l'introduction en excès dans l'organisme d'acide urique ou plutôt des substances alimentaires qui le produisent, soit à la formation en excès d'acide urique par augmentation des échanges moléculaires avec exagération de la désassimilation aboutissant à un excès de production d'urée, de bases et d'acide urique ou par une transformation en un temps donné d'une quantité insuffisante de matières organiques (alimentaires ou nutritives) en eau, acide carbonique et urée, soit à un arrêt à des degrés inférieurs de cette métamorphose, aboutissant à un excès de production des composés organiques fixes ou volatils, acides pour la plupart, soit à la formation en excès d'acide urique par la destruction des nucléines provenant des leucocytes et des noyaux de toutes les cellules de l'organisme, soit à une aberration nutritive par exagération d'abord (période d'hyperfonction, du début généralement), puis par insuffisance ou ralentissement (période d'hypofonction, consécutive habituellement), aboutissant à une auto intoxication (ce qui est conforme au plus grand nombre des faits observés).

On discute encore sur la question de savoir si c'est dans un trouble du système nerveux ou dans une organopathie, hépatique ou rénale en particulier, qu'on doit rechercher la cause première de cette aberration nutritive, si même on ne doit pas considérer la goutte comme une névrose, une tropho névrose, vaso-motrice au début, vaso-trophique plus tard ; si elle ne résulterait pas d'une prédisposition congénitale du tissus conjonctif; si enfin, suivant une théorie toute récente (qui paraît plus applicable toutefois au rhumatisme qu'à la goutte), il ne faut pas la ranger parmi les maladies microbiennes.

On discute et on discutera sans doute longtemps encore sur tout cela, parce qu'ainsi que le dit M. Paul Legendre, « chacune de ces théories soulève de valables objections chimiques, physiologiques ou pathologiques et que les plus spécieuses, si elles peuvent expliquer le mécanisme de l'accès de goutte, n'expliquent pas le trouble de nutrition cellulaire permanent et transmissible par hérédité qui est le lien nécessaire entre les accidents morbides intermittents chez l'individu comme entre la maladie du père et celle du fils » ; mais, quelle que soit celle de ces théories qu'ils adoptent, tous les auteurs s'accordent à admettre chez les goutteux une prédisposition innée ou acquise à une transformation défectueuse de la matière azotée, une inaptitude des tissus à transformer normalement les albumines et à reconnaître chez eux l'existence d'accumulation d'abord, puis d'accumulation et de précipitation dans les tissus d'urate de soude, et l'existence d'autres substances toxiques de la série des xantho-uriques et d'acides (tartrique, oxalique, acétique), résultant aussi de la transformation incomplète des albumines, et ces notions servent d'indications spéciales pour le traitement. Tous reconnaissent de plus l'association fréquente, péremptoirement démontrée par les faits, des diverses manifestations de la goutte, de même que l'existence d'un lien pathogénique entre toutes ces manifestations.

Sans aller aussi loin que Garrod, en admettant avec lui un trouble primordial de la fonction rénale créant une imperméabilité spéciale du rein pour l'acide urique et faire par conséquent de la maladie rénale le trouble initial aboutissant à la goutte, on peut dire, avec tous ceux qui ont vu un grand nombre de goutteux, que les troubles des fonctions rénales et les affections rénales sont chez eux très fréquentes, ainsi qu'en témoignent les modifications de quantité et de composition des urines, dont les premières sont l'oligurie et celles que j'ai désignées sous le nom d'urines alternantes, puis l'albuminurie intermittente ou passagère, liées parfois les unes et les autres à une simple congestion des reins, mais plus tard, à un certain degré de néphrite.

Cette fréquence des troubles fonctionnels et des altérations anatomiques des reins dans la goutte, qui se retrouve dans l'artério sclérose d'une manière particulièrement frappante, est d'un intérêt majeur pour l'appréciation des relations qui unissent les deux maladies.

Aux rapports signalés dès longtemps entre la goutte et la néphrite sont venus aussi s'ajouter ceux, tout aussi évidents, de l'artério-sclérose avec celle-ci et il n'y a guère aujourd'hui de divergences que sur le point de savoir si la néphrite est d'une manière constante cause ou effet, ou si elle est cause dans telle circonstance et effet dans telle autre. On ne peut donc pas plus parler de goutte et d'artério-sclérose sans parler de néphrite, qu'on ne peut parler de goutte sans envisager la probabilité d'artério-sclérose et dès lors parler d'artério-sclérose sans rechercher la goutte dans son étiologie.

Il y a donc entre ces trois termes : goutte, néphrite,

et artério-sclérose une évidente et étroite connexité, les faits le démontrent.

En dehors même de Garrod, tous les auteurs qui se sont occupés spécialement de la goutte ont insisté sur ses rapports avec la néphrite ; Bright et Rayer notamment, l'avaient signalée avant lui, mais la considéraient comme une des manifestations ou un des accidents de la goutte anormale. Le fait est bien acquis aujourd'hui et l'on ne discute plus que sur ce qu'il convient de désigner spécialement sous le nom de néphrite goutteuse.

Les néphrites décrites comme particulièrement liées à la goutte, sont au nombre de deux, de trois pour certains auteurs, mais parmi elles il en est qui n'en proviennent que secondairement, par l'intermédiaire de l'artério-sclérose.

Je rappellerai, à ce sujet, la néphrite goutteuse de Todd avec petit rein ratatiné, à surface granuleuse et semée de kystes, présentant à l'intérieur des stries blanchâtres formées d'urate de soude ; la néphrite goutteuse de Rayer, qui est pour Charcot la gravelle du rein ; la néphrite uratique de Jaccoud et Labadie-Lagrave et la néphrite interstitielle banale, forme atrophique scléreuse qui marque la dernière période de la maladie de Bright. De ces variétés, Lecorché considère comme étant la vraie localisation de la goutte dans le rein, la néphrite goutteuse de Rayer bien plus que le rein goutteux de Todd.

M. Lancereaux, partant de ce principe que tout agent morbide a une spécialité d'action sur l'un quelconque des éléments de l'organisme humain et que notamment chacun agit spécialement sur l'un des éléments du rein, épithélium, tissu connectif ou vaisseaux, distingue les néphrites en épithéliales, conjonctives et vasculaires et décrit spécialement une néphrite par artério-sclérose ou néphrite artérielle dont le processus se résume ainsi : rétrécissement de l'artère, trouble de nutrition du rein, épaississement du tissu conjonctif, rétraction consécutive de l'organe demeurant induré et granuleux, souvent avec des dépressions correspondant aux parties atrophiées.

C'est celle ci qui se rattache à la goutte par l'intermédiaire de l'artério-sclérose, se montrant surtout chez l'adulte ayant présenté de l'hypertension et, pendant des années généralement, les petits accidents du Brightisme si bien étudiés et décrits par M. Dieulafoy.

Cette néphrite, fréquente déjà entre 40 et 50 ans, très fréquente après, porte presque toujours sur les deux reins ; il ne faut pas l'oublier si, pour des raisons quelconques, on est tenté chez un goutteux de procéder à une néphrectomie. Elle se traduit, comme d'ailleurs toutes les autres formes de néphrite interstitielle ou scléreuse par de la polyurie avec élimination de moins en moins abondante de matière organique, en raison de la disparition de l'épithélium rènal et persistance d'élimination de substances salines.

M. Bouchard, qui signale en première ligne parmi les coïncidences morbides, complications ou effets de la goutte, la néphrite interstitielle, décrit une forme particulièrement fréquente chez les goutteux qui serait une néphrite interstitielle d'une nature spéciale dans laquelle le volume du rein peut être conservé et qui donne plus d'albumine que les néphrites interstitielles ordinaires.

N'ayant pas la compétence nécessaire pour formuler une opinion personnelle sur la fréquence ou la rareté de ces diverses formes, en tant que lésions anatomiques, je ne fais que les rappeler et je me borne à dire que cliniquement celle-ci ne me paraît pas fréquente parmi les malades qu'il m'est donné d'observer. Chez eux, en effet, l'albumine est généralement peu abondante ; c'est l'abuminurie minime, le plus souvent intermittente, que j'observe le plus communément et j'ajoute que l'albuminurie, quelle qu'elle soit, est loin d'être aussi fréquente chez les goutteux traités à Vittel qu'on pourrait le supposer à la lecture de certains travaux, celui de M. de Grandmaison notamment, qui la signale dans 96 % des cas de goutte.

Je n'insisterai pas autrement sur ce point, ayant d'ailleurs à y revenir.

Troubles et lésions circulatoires. — En ce qui concerne les troubles circulatoires chez les goutteux et les relations existant entre la goutte et l'artério-sclérose, je disais dans une conférence clinique faite en 1902 à l'hôpital Necker dans le service de M. Huchard (conférence reproduite dans les nos 33 et 34 du *Journal des Praticiens*) :

« Parmi les troubles circulatoires observés chez les goutteux, je vous signalerai les épistaxis, les hémoptysies, les varices et surtout l'état de la tension artérielle.

« Les épistaxis se montrent dans deux périodes de la vie des goutteux ; les unes, celles qui apparaissent dans la seconde enfance et dans l'adolescence, au cours de la période pré-goutteuse, n'ont pas une importance considérable ; il en est autrement des autres, de ces épistaxis peu abondantes généralement, mais fréquentes, très fréquentes même, matinales en général, qu'on observe chez les goutteux déjà avancés en âge et qui sont en rapport avec l'artério-sclérose et souvent avec la néphrite interstitielle. Ces épistaxis dont les malades ont une grande tendance à se réjouir, disant que « ça les dégage » doivent attirer votre attention vers l'état de la circulation et l'état des reins et vous engager à vous montrer sévères en ce qui concerne l'hygiène, alimenmentaire surtout.

« Les hémoptysies se montrent beaucoup plus rarement ; elles surviennent tantôt à l'âge où se produisent les hémoptysies tuberculeuses ou prétuberculeuses, tantôt plus tard et sont souvent très difficiles à distinguer de celles-ci. Vous pourrez toutefois les différencier assez souvent en étudiant l'état des urines et surtout l'état de la tension artérielle, que vous trouvez le plus généralement abaissée chez le tuberculeux ou le menacé de tuberculose, et plutôt élevée chez l'arthritique.

« Il semble exister chez les goutteux une faiblesse spéciale, héréditaire ou innée du tissu veineux. On trouve chez eux une sorte d'éréthisme veineux que Rendu attribue à l'uricémie, c'est-à-dire au contact prolongé de la paroi interne avec un sang chargé d'acide urique et qui se manifeste surtout chez les neuro-arthritiques ; on trouve encore chez eux ces manifestations que M. Censier a décrites sous le nom de rhumatisme veineux, avec périphlébite et parfois endophlébite, mais on voit surtout l'état variqueux, lié d'abord à l'atonie du tissu conjonctif qui forme la paroi veineuse, puis à la dégénérescence des fibres musculaires et à la dilatation des *vasa vasorum*, altérations fonctionnelles et anatomiques qui aboutissent à la distension veineuse par diminution de contractilité. Ces phénomènes sont d'observation facile dans leurs manifestations cliniques aux environs des articulations qui ont été récemment atteintes d'un accès de goutte.

« Les phlébites que j'ai eu l'occasion de voir chez les goutteux étaient, à proprement parler, des périphlébites plutôt que des endophlébites thrombosiques, et cela s'explique, car elles peuvent être considérées ici comme une aggravation de la phlébite chronique spéciale qui existe dans les varices diathésiques ou comme une poussée aiguë de cette même sorte de phlébite. Je l'ai vue apparaître comme accident aigu. tantôt consécutivement à un accès de goutte, tantôt au lieu et place d'un accès articulaire. Je l'ai rencontrée à évolution lente et à poussées douloureuses, névralgiques plutôt qu'inflammatoires généralement, affectant une forme chronique.

« Les hémorroïdes sont fréquentes dans la goutte et, comme les varices en général. elles sont parfois chez les goutteux plus douloureuses que développées. Chez un certain nombre de malades j'ai noté que leur flux semblait avoir par intervalles remplacé un accès de goutte ; chez l'un d'eux, notamment, j'ai vu se succéder des hémorroïdes, des coliques hépatiques, des accès de goutte, de l'hématurie rénale, et j'ai vu dans un cas ces hématuries pour lesquelles on voulait faire une néphrectomie ou tout au moins une néphrotomie, opération à laquelle je me suis pour ma part opposé, disparaître du jour au lendemain par la réapparition du flux hémorroïdal.

« C'est toutefois du côté des artères que se concentre l'intérêt de l'étude de la circulation chez les goutteux.

« Ici encore nous retrouvons deux types différents : les

hypertendus et les hypotendus ; les premiers sont beaucoup plus nombreux que les seconds, de même que les goutteux florides hypersthéniques, auxquels correspondent généralement les hypertendus, sont plus nombreux que les hyposthéniques auxquels correspondent généralement les hypotendus.

M. Huchard considère l'artério-sclérose comme si commune chez les goutteux héréditaires, que chez eux, dit-il, on la voit se développer lentement, avant même l'apparition des symptômes articulaires. L'artério-sclérose est, vous le savez, précédée dès longtemps par l'artério-spasme qui provoque l'hypertension : c'est donc celle-ci qu'on doit trouver d'abord chez les goutteux. Les examens très nombreux de l'état de la tension artérielle et de la tension artério-capillaire auxquels je me suis livré sur ces malades, montrent qu'il en est généralement ainsi, et les recherches expérimentales montrent qu'il doit en être ainsi. Il y a donc concordance entre les résultats de l'expérimentation et de la clinique, ce qui est la meilleure preuve de l'exactitude des résultats obtenus et des conclusions formulées.

Chez certains goutteux, toutefois, je l'ai dit, on trouve de l'hypotension, mais c'est alors chez des malades déjà affaiblis par la maladie ou chez des goutteux hyposthéniques, chez lesquels l'état de la tension artérielle, véritable critérium de la vitalité, indique un état de déchéance innée ou acquise. On le constate généralement chez des neuro-arthritiques neurasthéniques, chez les goutteux débiles à tendances anémiques, chez les vieux goutteux débilités par les progrès de la maladie ou l'abus de certains médicaments anti-goutteux, ou bien encore chez ceux dont la circulation veineuse abdominale alanguie prive la circulation générale d'une partie du sang qui y stagne partiellement. provoquant ce qu'on a justement appelé le pléthore abdominale.

Artério-Sclérose. — Au point de vue de la nature et du processus de l'artério-sclérose, on discute encore sur certains points, mais l'accord est fait sur ce qui importe le plus au point de vue clinique ; tout le monde s'accorde à désigner en effet du nom d'artério-sclérose l'artérite des artérioles, viscérales surtout, avec épaississement scléreux de la tunique interne entraînant le rétrécissement du vaisseau et aboutissant à la transformation fibreuse de ses parois et secondairement à celle des organes dont les éléments nobles se trouvent anéantis par défaut de nutrition et étouffés par un tissu conjonctif sclérosé qui progressivement se substitue à eux.

On discute encore pour savoir si la lésion est primitivement artérielle et si dès lors la lésion scléreuse va du périartère au parenchyme voisin, autrement dit si la sclérose du vaisseau engendre la sclérose de l'organe ou bien si, par le fait d'une endartérite oblitérante progressive, l'apport de sang étant diminué dans les viscères, les éléments nobles mal nourris dispararaissent et sont remplacés par du tissu conjonctif proliféré, autrement dit, si la sclérose va de la périphérie vers le vaisseau (théorie de la sclérose dystrophique de M. Martin), alors que dans la théorie précédente elle irait du vaisseau vers la périphérie ; ou bien encore si, comme le dit M. Lancereaux, à propos des néphrites vasculaires, la lésion débute tantôt par l'épithelium rénal et le tissu conjonctif, tantôt par les vaisseaux ; mais, quelle que soit l'opinion soutenue, tous les auteurs s'accordent pour constater l'existence d'un processus scléreux, dont le point de départ anatomique est, si non toujours, du moins presque toujours, dans le système artériel lui-même et c'est là ce qui importe au point de vue clinique.

Quant aux causes qui le provoquent, elles sont les mêmes que celles de la goutte, si elles ne se résument dans la goutte elle-même.

M. Lancereaux, qui distingue les artérites en artérites circonscrites (oblitérante ou anévrysmatique), artérite en plaques et endartérite ou artério-sclérose généralisée, attribue la première à la syphilis, à la tuberculose, à l'embolie, la seconde au paludisme, la troisième à la goutte. La goutte, dit-il, rentre dans l'herpétisme qui est la maladie générale à laquelle je rattache l'artério-sclérose. Les autres causes indiquées, syphilis, saturnisme, etc., produiraient d'autres artérites.

M. Thoinot, dans le manuel de Debove et Achard, dit que l'athérôme et l'artério-sclérose sont de cause infectieuse mais surtout toxique, causés par la goutte, le diabète, la vieillesse. W. Broadbent attribue l'artério-sclérose à des affections caractérisées par une élimination imparfaite : affections rénales, goutte, saturnisme, lithiase, constipation et, comme lui, la plupart des auteurs anglais lui assignent pour cause l'acide urique « le poison de la goutte », les toxiques alimentaires.

Proust et Mathieu, dans leur hygiène des goutteux, disent qu'en leur qualité de neuro-arthritiques, les goutteux sont prédisposés à l'artério-sclérose, à l'hypertrophie et à la dégénérescence du cœur, à l'atrophie des reins.

Lecorché estime que « ce n'est pas forcer l'analogie (avec l'action des divers poisons minéraux) que d'attribuer à l'acide urique un rôle semblable dans la production des différentes lésions trouvées chez les sujets atteints de goutte. Ces considérations, ajoute-t-il, sont surtout vraies dans l'interprétation des altérations du système cardio-vasculaire que « nous considérons comme des conséquences directes de la maladie goutteuse à aussi juste titre que les lésions des reins et des jointures. L'artérite chronique, l'artério-sclérose, l'athérôme, ces différents degrés du même processus d'inflammation chronique des artères se rencontrent, ajoute-t-il, à l'autopsie de la plupart des goutteux. »

M. Huchard, qui s'est tout particulièrement occupé de l'artério-sclérose, de ses causes, de ses conséquences, de ses symptômes et de son traitement estime, lui aussi, que la cause de l'artério-sclérose est souvent l'état du sang, notamment, dit-il, chez les goutteux, les arthritiques et les saturnins, et dans les intoxications alimentaires répétées.

« L'aortite subaigüe, l'aortite chronique, l'artério-sclérose reconnaissent pour cause la goutte, l'alimentation viciée, la sénilité, la syphilis. »

Je n'abuserai pas de citations qui constitueraient de fastidieuses répétitions, mais, pour montrer l'exactitude des constatations cliniques qui ont dicté les dires des auteurs et que j'ai faites moi-même dans des milliers de cas au cours de ma carrière, je rappellerai ce qu'avait déjà observé notre grand clinicien Trousseau longtemps avant qu'on ne parlât d'artério-sclérose. Il mentionne dans ses cliniques les troubles viscéraux constatés chez les goutteux (palpitations, oppressions etc., comme « des phénomènes quelquefois purement nerveux, mais d'autrefois aussi liés à l'existence des lésions organiques du cœur et des gros vaisseaux. » Dans nos conférences sur l'angine de poitrine, dit-il, j'ai eu grand soin de vous indiquer que cette névrose pouvait être l'expression de la diathèse goutteuse, diaphragmatic gout (Butter) cardialgie goutteuse (Musgrave, Stall).

Bien que la goutte n'affecte pas le cœur à la façon du rhumatisme articulaire aigu, ajoute-t-il encore, cependant les affections cardiaques, les maladies des gros vaisseaux se rencontrent assez fréquemment encore chez les goutteux. Il parle aussi des dilatations anévrysmales et de concrétions, analogues à celles qui constituent les tophus, qui se déposeraient sur la tunique interne des artères et qui pourraient jusqu'à un certain point rendre compte de la production des lésions vasculaires, et il ajoute, avec sa prescience basée sur une observation attentive et une interprétation des plus subtiles des faits : « Ne pourrait-on pas attribuer à ces concrétions goutteuses qui se produisent dans les vaisseaux artériels de l'encéphale, certains accidents cérébraux, les vertiges, les symptômes de ramollissement qu'on a signalés chez les goutteux. »

Remplaçons la conception de ces concrétions goutteuses, envisagées comme cause directe, par la transformation scléreuse des artères et des organes sous l'influence du poison goutteux en circulation et nous aurons le tableau exact de ce qui produit et de ce que produit l'artério-sclérose chez les vieux goutteux.

Parlant de l'hépatite constatée chez les goutteux avec douleur locale, modifications de volume de l'organe, teinte subictérique des téguments, il signale « qu'à l'autopsie on trouve souvent la substance de l'organe d'une dureté excessive, granuleuse, cirrhosée et, au dire de Lieutaud, chargée de concrétions calcaires. » Ici encore il nous décrit l'artério-sclérose hépatique avec ses symptômes et ses conséquences. N'en est-il pas de même quand il cite parmi les métastases de la goutte, « les accidents cérébraux, phénomènes vertigineux, lipothymiques, ceux-ci portés quelquefois jusqu'à la syncope mortelle, des phénomènes apoplectiformes » ?

Guéneau de Mussy, qui, lui non plus, ne connaissait pas encore l'artério-sclérose, était conduit par l'observation à établir que l'immense majorité des cas d'athérôme observés chez les individus encore jeunes se rencontre chez des sujets goutteux ou descendants de goutteux; or l'athérôme n'est qu'une lésion localisée, le plus souvent aux gros vaisseaux, surajoutée à la maladie générale qu'est l'artério-sclérose.

Ces quelques citations, que je ne multiplie pas à dessein, ne sont ici que pour confirmer l'exactitude de mes constatations et les conclusions à en tirer, à savoir que l'intoxication prolongée résultant d'un excès de produits de désassimilation incomplètement transformés produisent la goutte et avec elle ou après elle, par la continuation de leur action sur les parois artérielles et sur leur nutrition, entraînent la sclérose, des vaisseaux d'abord, puis des organes et aboutissent ainsi à l'artério sclérose généralisée avec ses conséquences méiopragiques.

Dès lors, comme le fait observer M. Huchard, la circulation peut rester suffisante pour la nutrition des organes, mais elle est insuffisante pour leur fonctionnement; c'est, en effet ce que l'on voit pour tous les organes rein, foie, cœur, cerveau, moëlle, etc., dans l'artério-sclérose généralisée et c'est ce qui fait la gravité de toute maladie intercurrente chez les artério-scléreux.

Rein et foie dans l'artério-sélérose. — Parmi les organes le plus fréquemment touchés par l'artério-sclérose, par le fait de leur structure et de leurs fonctions, il en est deux qui méritent d'attirer d'autant plus spécialement l'attention que de leur altération fonctionnelle et de leur lésion résulte la propagation de la maladie à l'organisme tout entier ; ce sont les reins et le foie, les reins, parce qu'ils sont les organes essentiels de l'épuration par excrétion des éléments toxiques produits par la désassimilation, le foie, parce qu'il est le grand protecteur de l'organisme contre les poisons en circulation qu'il détruit, transforme ou retient.

Le rein, nous l'avons vu, est atteint directement par la goutte, mais il l'est aussi par l'artério-sclérose. Je n'ai à l'envisager ici qu'autant qu'il est atteint par l'artério-sclérose d'origine goutteuse, ce qui est du reste le cas le plus fréquent.

La goutte, dit M. Lancereaux, engendre l'artério-sclérose qui engendre la néphrite.

Dans ses leçons cliniques, décrivant les néphropathies vasculaires, il insiste tout spécialement sur la néphropathie par artério-sclérose ou néphrite artérielle, et les lésions rénales, de toutes les plus fréquentes, qui les caractérisent, et il ajoute : « Très fréquent à partir de l'âge de 45 à 50 ans, ce désordre mérite de votre part une étude attentive, car il est un de ceux contre lesquels vous aurez le plus souvent à lutter. »

M. Huchard reconnaît, lui aussi, une action prépondérante aux troubles circulatoires dans la genèse de certaines néphrites, de la néphrite interstitielle en particulier, lorsqu'il dit : la néphrite interstitielle, avant d'être une maladie des reins est une affection du système cardio-artériel. MM. Josué et Alexandrescu en manière de conclusion de leurs travaux et expériences disent de leur côté que la néphrite interstitielle est la conséquence directe de l'artério-sclérose ; elle survient quand les artérioles sont atteintes, d'où la suppression fonctionnelle du glomérule et l'atrophie consécutive des tubes et leur sclérose.

Des conséquences cliniques de cet état, trois ont une importance particulière, ce sont l'insuffisance et l'imperméabilité rénales et l'albuminurie.

L'insuffisance rénale, dont l'élément fondamental, ainsi que l'a si justement montré M. Dieulafoy, en insistant sur les urémies sans albuminurie ou avec albuminurie légère et passagère, et qui, ainsi que le dit M. Achard, doit être cherchée non dans ce qui passe en trop à travers le parenchyme rénal (albumine, cylindres, etc), mais dans ce qui passe en moins, témoigne du trouble de la fonction physiologique de l'organe, alors que l'imperméabilité est un trouble d'ordre à peu près exclusivement physique. Pour cela, nous avons l'analyse physique et chimique et, en cas d'insuffisance de ces moyens, le cryoscopie et la recherche de la toxicité urinaire, qui nous éclairent sur l'imminence d'accidents urémiques possibles. Nous avons aussi l'épreuve de la phloridzine qui peut nous renseigner sur le fonctionnement du rein en tant que glande, la glycosurie qu'elle entraîne étant un phénomène rénal ; quant à l'épreuve du bleu de méthylène, elle est surtout utile pour apprécier la perméabilité rénale, c'est-à-dire l'état du rein en tant que filtre ; mais il ne faut pas oublier que la perméabilité au bleu a été trouvée conservée et parfois augmentée dans les néphrites épithéliales et parenchymateuses et que le fait, signalé par M. Bard, a été confirmé depuis, notamment par M. Widal ; aussi, malgré les renseignements qu'au dire de M. Achard elle peut fournir sur le degré et la cause de l'insuffisance rénale, ne peut-elle, au point de vue de l'appréciation de celle-ci, être employée comme un moyen à résultats certains et faut-il surtout s'en rapporter à l'analyse et à la cyoscopie. Des constatations de M. Achard, dont la compétence en pareille matière est absolument spéciale, il faut pourtant retenir que le retard de l'élimination du bleu, sa prolongation, sa faible quantité se rencontreraient dans l'insuffisance rénale et pourraient la caractériser et que son intermittence correspondrait à une insuffisance passagère, secondaire à une insuffisance hépatique. La recherche de cette insuffisance a une importance d'autant plus grande chez les goutteux que dans les périodes avancées ils peuvent être en danger d'accidents urémiques, sans que de nouveaux symptômes soient venus s'ajouter à ceux qu'ils présentaient depuis longtemps déjà et qu'elle est un symptôme précoce et presque constant des cardiopathies artérielles, de même qu'elle peut en être la cause, dit M. Huchard.

Spéclalement en ce qui les concerne, Garrod admet chez eux un état habituel d'imperméabilité du rein pour l'acide urique, qui, par cela même, ne serait plus éliminé en proportion de sa formation, d'où découlerait l'uricémie qui précède les accès et diminue après.

Cette opinion, qu'on ne peut manquer de citer en raison de la haute valeur de son auteur, ne concorde pas entièrement, il faut le reconnaître, avec la généralité des faits. L'urine des goutteux que l'artério-sclérose ou la néphrite scléreuse n'ont pas encore atteints est au contraire habituellement plus riche en acide urique que l'urine normale ; elle ne présente guère une quantité d'acide urique inférieure à la normale que lorsque la néphrite interstitielle s'est établie, alors que les autres constituants azotés sont aussi en sensible diminution.

L'albuminurie est fréquente chez les goutteux, mais tant que la maladie ou plutôt ses manifestations ne sont pas passées à l'état chronique, il s'agit chez eux le plus généralement d'albuminurie passagère, intermittente avec albumine peu abondante, généralement précédée, accompagnée et suivie de peptonurie et assez souvent d'oxalurie. Elle se montre particulièrement à l'occasion des accès. Comme Lecorché, je l'attribuerais volontiers à l'irritation des épitheliums du rein par l'excès d'acide urique éliminé, par cela même que je l'ai assez souvent constatée chez des malades atteints de gravelle sablonneuse qui, au cours de la cure de Vittel, ont fréquemment, au moment habituel de la crise urinaire, un peu d'albumine dans les urines pendant et après des éliminations abondantes de sable rouge ou d'acide urique en solution. M. de Grandmaison me paraît dès lors être d'une manière générale dans le vrai quand il dit qu'une albuminurie urinaire avec peptonurie assez élevée est une albuminurie goutteuse sans lésion rénale constituée. J'estime par contre trop absolue l'affirmation que contient sa seconde proposition : une albuminurie dépassant 1 gramme en 24 heures et dépassant le taux de la peptonurie est un signe de sclérose confirmée.

Pour qu'il en soit ainsi, il faut du moins que ce signe soit persistant, sans toutefois qu'il soit nécessaire que l'albuminurie soit permanente.

Selon cet auteur, 96 °/₀ des goutteux seraient albuminuriques, par fonctionnement défectueux du foie, des muscles et des reins révélé par l'oligurie, la lacticurie, l'oxalurie, la peptonurie. Cette proportion me paraît au-dessus de la réalité ; elle est du moins très au-dessus de ce que j'ai constaté, même sur les malades que j'ai pu suivre pendant de longues années ou revoir pendant de longues années à divers intervalles.

Quoiqu'il en soit, il est certain que goutte, artério-sclérose et néphrite se tiennent, se surajoutent progressivement l'une à l'autre, que les causes qui produisent l'une sont invoquées par les auteurs comme produisant les autres, que l'une d'elles constituée entraîne l'autre en allant de la goutte vers la néphrite ; aussi peut-on dire avec M. Lancereaux « la goutte engendre l'artério-sclérose qui engendre la néphrite ».

Il est une autre conséquence de la goutte et de l'artério sclérose sur laquelle, d'après mon observation personnelle, on n'a pas assez insisté et qui a une importance considérable, c'est le *retentissement de la goutte et de l'artério-sclérose sur le foie*. Avec M Glénard surtout, on s'est beaucoup occupé, et à juste titre, des troubles fonctionnels du foie dans la production de la goutte et dans l'arthritime que cet auteur voudrait même voir appeler l'hépathisme, mais on a relativement peu parlé du foie de l'artério-scléreux. Or, d'après mes constatations personnelles, le foie après avoir été fréquemment le siège de congestions passagères d'abord, puis de congestions prolongées et s'être souvent montré développé et sensible chez les goutteux florides, chez les goutteux à urines riches en matériaux azotés, est assez souvent au contraire réduit atrophié, insuffisant, chez le goutteux arrivant à la période de l'artério-sclérose et du début de la néphrite scléreuse. Ce n'est pas d'aujourd'hui que date la connaissance des altérations du foie dans la goutte ; « le foie est rarement sain dans la goutte », a dit expressément Scudamore.

Pour Lecorché, les manifestations hépatiques se bornent à des phénomènes congestifs qui, pour lui, constituent toute la symptomatologie du foie goutteux.

La plupart des auteurs parlent avec raison de la congestion chronique du foie, de la torpeur du foie, mais beaucoup la donnent vraiment comme trop habituelle et constante. Ce qui est très fréquent, c'est un trouble fonctional du foie avec exagération, plus ou moins accusée à l'approche des accès, des symptômes qui le caractérisent.

M. Huchard parle de l'insuffisance hépatique qu'il associe à l'insuffisance urinaire dans la production de la toxhémie par rétention des toxines alimentaires, des toxines vasc-constrictives et dit que, s'il y a permanence d'un mauvais régime, la néphrite par intoxication et les altérations hépatiques se produisent et sont un des phénomènes précoces presque constants des cardiopathies artérielles.

Ce qui est certain, c'est que le foie subit comme le rein l'influence directe des toxiques et qu'il est par ce fait exposé aux mêmes altérations, et ce que j'ai noté, c'est une fréquence de la diminution de volume du foie et des troubles passagers ou chroniques, manifestement liés à son insuffisance fonctionnelle, plus grande qu'on ne l'indique généralement et qui doit, à mon sens, attirer l'attention du thérapeute tout comme l'insuffisance fonctionnelle du rein.

Anologies symptomatiques

Je ne réprendrai pas ici tout le symptomatologie des manifestations articulaires de la goutte, ni celle de l'artério-sclérose et de la néphrite interstitielle, mais je ne puis m'empêcher de faire observer qu'elles se confondent presqu'absolument, si bien que la nomenclature des symptômes de l'une dressée par un auteur, se superposerait à peu près exactement à la nomenclature de l'autre donnée par un autre auteur, sinon par le même.

Il y a quelques années, répondant à la Société médico-chirurgicale de Paris, à une communication de M. Huchard sur la dyspnée toxi-alimentaire, je rappelais les symptômes précurseurs des manifestations articulaires de la goutte tels que je les avais décrits en 1875 et je montrais quelle analogie existe entre cet ensemble symptomatique et celui qui accompagne l'hypertension et le chloro-brightisme.

«M. Huchard, disais-je, considère l'hypertension comme cause de manifestations attribuées par le professeur Dieulafoy au *brightisme*, au *chloro-brightisme*, et désignées par lui sous le nom de *petits accidents* du Brightisme. J'ai noté fréquemment tous ces symptômes chez les goutteux dans la période précédant celle des accès articulaires et chez ceux chez qui la goutte évolue sans donner lieu à ceux-ci.»

Dans le travail, déjà cité, que j'écrivais sur la goutte en 1875, je signalais spécialement « la tendance à l'algidité des extrémités, les frisonnements, les frissons locaux, les sensations de chatouillement, parfois les sensations de brûlure, souvent les crampes nocturnes, spécialement dans les jambes, les troubles circulatoires se traduisant par les alternatives de pâleur et de rougeur localisées, etc. » et, peu après, j'attirais l'attention sur ce symptôme fréquent chez les goutteux, que M. Huchard a bien voulu rappeler, les *urines alternantes,* c'est-à-dire des urines, qui, *sans cause appréciable*, sont alternativement tantôt très abondantes et pâles, de faible densité ne contenant guère que de l'eau et des sels avec très peu d'urée et de xantho-uriques, tantôt peu abondantes. très colorées et très uratiques.

L'hypertension artérielle étant très fréquente dans la goutte, la néphrite, interstitielle surtout, étant fréquente aussi chez les goutteux, est-ce à l'hypertension, est-ce à la néphrite encore latente qu'il faut chez eux rapporter ces phénomènes ? Je serais tenté d'admettre, d'après ma propre expérience, que, dès la période prémonitoire de la néphrite, sur laquelle M. Dieulafoy a si justement attiré l'attention et dont il a si bien décrit les symptômes, période au cours de laquelle il y a déjà de l'hypertension, (longtemps confirmée avant, dans bien des cas, qu'il y ait artério-sclérose manifeste), les conditions de production de ces phénomènes se trouvent réalisées et que les malades qui les présentent peuvent être dans la période d'altération fonctionnelle seulement, sans être entrés encore dans la période d'altération anatomique du rein.

L'action connue de l'excès d'acide urique dans le sang, la rareté et dans tous les cas l'irrégularité de la présence de l'albumine dans les urines, à cette période, aussi bien que l'ensemble des phénomènes observés chez les malades, me font admettre cette hypothèse et dirigent depuis longtemps ma thérapeutique chez les goutteux dans le même sens que celle de M. Dieulafoy chez les chloro-brightiques.

Reprenant le tableau symptomatique connu, tant du petit Brightisme, du chloro-brightisme, de la petite urémie que de l'hypertension, de l'artério-sclérose et de la néphrite interstitielle, quelles analogies ne constatons nous pas entre ces divers états et celui des manifestations abarticulaires de la goutte, telles que je les ai observées, comme bien d'autres d'ailleurs, et notées dès longtemps, telles même qu'on les trouve déjà dans l'enfance.

Chez l'enfant de souche arthritique, M. Comby signale en effet du côté du système nerveux : céphalalgies, migraines, douleurs névralgiformes, neurasthénie, irritabilité du système nerveux, convulsions ; du côté de l'appareil respiratoire : coryzas à répétition, rhume des foins, épistaxis, laryngites spasmodiques, bronchites asthmatiformes, asthme vrai ; du côté de l'appareil circulatoire : palpitations, tachycardie et arythmie, symptômes d'hypertrophie du cœur, œdèmes localisés, troubles vasomoteurs ; du côté du tube digestif et de ses annexes : perversion de l'appétit, dyspepsie atonique, vomissements, coliques, constipation, poussées d'entéro-colite muco-membraneuse, sable intestinal, engorgemen du foie ; du côté des organes génito-urinaires : albuminurie intermittente.polyurie, pollakyurie, spasmes de la vessie, coliques néphrétiques, etc. ; du côté de l'appareil locomoteur : arthralgies et arthrites uricémiques, rhumatisme musculaire et, tout spécialement, céphalalgies périodiques, paroxystiques, uricémiques.

Ce tableau est, avec plus de détails, celui que j'ai tracé d'après nature, observant les manifestations précédant les manifestations articulaires aigues de la goutte chez l'adulte et que j'ai reproduit ci-dessus.

Si, à côté, nous plaçons celui de l'hypertension et de

l'artério-sclérose avant qu'elle ait entraîné la déchéance de l'organisme et de certains organes en particulier, qu'y voyons-nous ? Du côté du système nerveux : vertiges, céphalalgie, somnolence, troubles visuels et auditifs, attaques épileptiformes, irritabilité, sensibilité morale exagérée, grimaces émotives, et, plus tard, mémoire diminuée, parole lente, symptômes de ramollissement cérébral ; du côté de l'appareil digestif : troubles dyspeptiques, foie tuméfié, douloureux souvent ; du côté de l'appareil urinaire : pollakyurie, polyurie aqueuse et saline, albuminurie intermittente, spasmes vésicaux ; du côté de l'appareil circulatoire : algidités locales par spasme vasculaire, tendances congestives, tensions artérielles élevées, épistaxis, battements artériels, retentissement aortique, exagération d'impulsion cardiaque, cardiopathie artérielle ; du côté de l'appareil respiratoire : dyspnée (toxi-alimentaire, d'effort) angoisses, symptômes d'angor ; du côté de l'appareil locomoteur : crampes, tremblements, affaiblissement avec mouvements ralentis, maladroits. Si à ces symptômes nous comparons ceux du brightisme, petit ou confirmé, lié à l'insuffisance rénale temporaire ou à la néphrite interstitielle en évolution, tels qu'ils sont décrits par les auteurs, nous les trouvons à peu près exactement les mêmes ; symptômes nerveux: vertiges; symptômes auditifs : bourdonnements, surdité plus ou moins passagère ; tels que symptômes oculaires, que amblyopie, hémiopsie passagère ; migraines et céphalées, irritabilité, état neurasthénique; symptômes circulatoires : doigt mort, fourmillements, cryesthésie, épistaxis récidivantes, palpitations, tension artérielle élevée, cardiopathies secondaires ; symptômes digestifs : troubles dyspeptiques divers, gastriques et gastro-hépatiques ; symptômes urinaires : pollakyurie, urines décolorées, albuminurie légère et intermittente, rarement continue ; symptômes locomoteurs : inquiétude dans les jambes, crampes, douleurs lombaires. Si de plus, nous envisageons l'ensemble des syptômes qui constituent le symptôme neurasthénique des arthritiques, nous trouvons encore les mêmes à de très petites différences près.

La symptomatologie de l'état goutteux, de l'artério-sclérose, de la néphrite interstitielle,de la neurasthénie des neuro-arthritiques offre donc des anologies presque aussi complètes que leur étiologie, avec certaines différences spéciales toutefois : les manifestations articulaires plus ou moins périodiques dans la goutte, les manifestations plus ou moins accusées du côté de telle ou telle fonction, suivant la localisation plus ou moins accusée elle aussi de l'artério-sclérose sur tel ou tel organe, un état psychique particulier dans la neurasthénie.

Les types d'artério-sclérose généralisée, que j'envisagerai plus spécialement dans ce travail, sont,par le fait de sa localisation sur divers organes, nombreux et variés, mais l'état du système artériel, indiqué dans l'immense majorité des cas par l'état du pouls et de la tension, établit entre eux un lien qu'il est important de ne pas méconnaître. C'est là, a-t-on pu dire, la pierre de touche du diagnostic, et, fait intéressant à noter, la progression que nous avons constatée, en partant de la goutte pour arriver à la néphrite interstitielle, se retrouve quand on recherche l'état des tensions. Déjà au dessus de la moyenne généralement chez les goutteux, elle s'élève notablement quand survient l'artério-sclérose, et s'élève plus encore quand il y a localisation sur le rein et néphrite interstitielle. Elle est élevée chez les neuro-arthritiques neurasthéniques.

Parfois, il est vrai, il y a hypotension dans l'artério-sclérose. M. Ferranini, de Naples, l'a démontré, et chacun de nous a pu le constater aux périodes de déchéance organique, avec défaillance du cœur ; mais ce sont là des faits exceptionnels et des conditions toutes particulières et appréciables par d'autres moyens que la sphygmométrie.

La mensuration de la tension vasculaire permettant d'après cela de suivre, mieux encore que l'auscultation, la marche de la goutte vers l'artério-sclérose, les progrès de l'artério-sclérose elle-même et sa marche vers la néphrite interstitielle, dévoilant par son excès l'imminence d'accidents graves (faux angor ou angor, œdeme aigu du poumon, hémorrhagies, dilatation cardiaque et défaillance consécutive), est du plus haut intérêt clinique et doit être soigneusement et systématiquement pratiquée chez tout malade qui est menacé d'artério-sclérose ou qui en est atteint. Mieux encore que l'auscultation et surtout associée à celle-ci, elle fournit au diagnostic et au pronostic de précieux renseignements en même temps que des notions très utiles sur l'action circulatoire des médications employées.

C'est à ce titre que je me suis attaché à la pratiquer et à l'étudier chez mes malades, et c'est pour le même motif que j'ai toujours examiné systématiquement chez eux l'état de la secrétion urinaire, me préoccupant de sa qualité et de sa quantité et de ses variations, qui offrent dans bien des cas un intérêt majeur.

Je signalerai, à ce sujet, en raison de leur importance, les constations suivantes que j'ai faites et vérifiées maintes fois et que je résumais ainsi dans ma leçon déjà citée sur la goutte et les goutteux. *(Journal des praticiens n° 34-1902.)*

Les urines chez les Goutteux. — « Les principales modifications que je vous signalerai du côté des urines portent sur la quantité et sur la qualité, les unes témoignant d'un trouble circulatoire local et plus tard d'une altération anatomique, les autres de troubles de nutrition dans les éléments cellulaires et dans le fonctionnement du foie.

« Au point de vue de la quantité et de l'aspect des urines, j'attire tout particulièrement votre attention sur ce que j'ai appelé les *urines alternantes,* parce que c'est là un signe fréquemment observé de l'état goutteux et qu'il indique un trouble vaso-moteur et sécrétoire à ne pas négliger. J'entends par ces mots des urines qui, *sans cause appréciable,* sont, à intervalles variables, alternativement (*a*) limpides, claires, abondantes, peu denses et peu riches en matériaux azotés, en urée et acide urique notamment, ressemblant à des urines d'hystériques, et (*b*) troublés dès l'émission ou se troublant aussitôt refroidies, colorées, modérément abondantes, très denses et très riches en matières azotées, acide urique et urates notamment. Les premières témoignent d'une rétention passagère des matières extractives, laquelle concorderait avec la théorie de Garrod, qui veut que le rein soit primitivement atteint dans la goutte, les secondes avec une sorte de décharge critique de tous ces éléments retenus dans le sang, qui, à un moment donné, ont forcé la barrière rénale. La cause en est, non dans une lésion matérielle du rein, qui n'existe pas à cette période de la goutte, puisque ce phénomène est essentiellement intermittent et se montre de bonne heure, mais dans des troubles circulatoires locaux et dans une susceptibilité spéciale du rein chez les goutteux, qui exposent cet organe à des troubles fonctionnels d'abord et plus tard à des altérations de ses tissus nobles et connectifs et à des maladies de ses canaux excréteurs.

« Ces variations dans la sécrétion urinaire rendent compte des différences que l'on constate dans les auteurs en ce qui concerne sa composition habituelle et de celles qu'on observe chez un même sujet d'une analyse à une autre.

« Mes observations personnelles, portant aujourd'hui sur un très grand nombre de goutteux, me permettent de vous dire que ce sont les conclusions de Lecorché qui répondent le mieux aux constatations que, dans un laboratoire de clinique, on peut faire en suivant de nombreux malades. A ses conclusions, toutefois, j'ai été amené, par un travail de synthèse sur les résultats de mes analyses, à apporter quelques modifications.

« Avec lui j'admets trois périodes chez le goutteux classique, goutteux héréditaire, hypersthénique.

« Dans une première, période prémonitoire de la goutte, au cours de laquelle généralement il est fait un excès d'alimentation, carnée surtout, il y a exagération de nutrition, d'où exagéraiion des déchets, que, malgré leur suractivité, le foie parvient à peine à transformer et le rein à éliminer régulièrement, d'où des urines contenant un excès d'urée, d'acide urique et d'acide phosphorique et souvent déjà des peptones et de l'urobiline.

« Dans une seconde période de la goutte classique, au cours de laquelle généralement les mêmes erreurs alimentaires, absolues ou relatives, sont commises et où l'exercice musculaire est insuffisant, l'urine présente les mêmes caractères, mais exagérés en ce qui concerne les peptones et l'excès d'acide urique et de matières extractives par rapport à l'urée.

« Dans la troisième période, de déchéance organique par dyscrasie goutteuse, les urines pâles, de densité faible, peu acides, peu riches en urée et en acide phosphorique, parfois encore relativement riches en acide urique, mais par intervalles seulement, trahissent l'état d'hypofonction des divers éléments de l'organisme et l'insuffisance rénale jointe à l'insuffisance hépatique, résultant de l'hyperfonction antérieure et de l'irritation trop répétée et trop prolongée des éléments constitutifs du rein et du foie par l'excès des produits azotés de la désassimilation, agissant à la manière des toxiques.

« Les urines de cette troisième période sont celles que, par intervalles seulement, on trouve au cours des deux périodes précédentes, où se manifeste le phénomène des urines alternantes, dont je viens de parler.

« L'analyse des urines est, vous le voyez, d'une importance réelle au point de vue des indications thérapeutiques, car elle témoigne de l'état de la nutrition, de la circulation et de l'état du rein. Elle renseigne même très exactement quand elle est absolument complète ; mais sommaire et d'exécution facile et assez rapide, telle que je la pratique couramment et que je viens de vous la signaler, elle donne des renseignements précieux et suffisants dans la généralité des cas. Il y a lieu toutefois d'ajouter, dans le cas de goutte déjà ancienne surtout, au dosage de l'urée, de l'acide urique et des phosphates, celui de l'acidité totale, car il y a vraiment parmi les vieux goutteux des hypo-acides auxquels on doit interdire les alcalins et prescrire les acides ; nous y reviendrons à l'occasion du traitement. Il faut aussi toujours rechercher et doser l'albumine et faire dans le dépôt la recherche des éléments de provenance rénale en même temps que celle des autres éléments figurés et des cristaux, de même qu'il faut souvent recourir à l'examen cryoscopique. »

Ces quelques considérations jointes à celles qui précèdent et qui ont trait à la présence de l'albumine dans les urines des goutteux suffisent à montrer, en même temps que l'importance de l'examen et de l'analyse des urines, le bien fondé des déductions cliniques que comportent ces résultats.

Tension sanguine. — Hypertension. Artériosclérose. — Aux notions fournies par l'analyse, ainsi qu'à celles fournies par l'interrogatoire du malade, et par la percussion et l'auscultation, il me paraît depuis longtemps indispensable d'ajouter celles que fournit l'examen sphygmotonométrique ou tout au moins sphygmométrique, et cela, parce que d'une part, des faits nombreux le démontrent, la palpation de l'artère, même aidée de l'auscultation, est absolument insuffisante à révéler exactement l'état réel de la tension vasculaire et que, d'autre part, la notion de tension, telle qu'elle résulte d'une exploration clinique bien faite, renseigne très utilement le médecin, tant au point de vue du diagnostic, d'un diagnostic précoce surtout, que du pronostic dans un grand nombre d'états morbides et spécialement d'états morbides de l'appareil circulatoire.

La sphygmométrie, et mieux encore la sphygmotonométrie, me parait dès lors s'imposer, soit comme un moyen complémentaire de tout examen de l'appareil circulatoire chez un malade quelconque, soit surtout lorsque l'état général, certaines manifestations arthritiques ou certains symptômes font entrevoir la possibilité de troubles circulatoires, qu'il y a tout intérêt à découvrir aussitôt que possible, parce qu'ils sont l'indice ou l'aboutissant de lésions vasculaires, cardio-vasculaires ou cardiaques devant se manifester à plus ou moins longue échéance, ce qui est le cas des arthritiques.

Quelles que soient donc les divergences de vue des auteurs et notamment celles qui viennent de se manifester à l'Académie de médecine à l'occasion de la communication de M. Huchard sur la présclerose, au sujet de la pré-existence de l'hypertension à l'artério-sclérose, ou de celle-ci à celle-là, il n'en est pas moins certain, des faits très nombreux le démontrent à tous ceux qui ont pu suivre leurs malades pendant de longues années, ce qui est mon cas, que, conformément à ce qu'ont dit M. Huchard et M. Robin, on peut, en traitant l'hypertension, *sans négliger les causes qui la provoquent*, que ce soit ou non une lésion artérielle déjà existante, empêcher ou du moins retarder grandement les manifestations qui, après ou avec l'hypertension, caractérisent nettement la maladie, en provoquent et en constituent les symptômes et les accidents classiques.

Qu'importe dès lors, au point de vue de la thérapeutique, que, conformément aux idées émises par MM. Lancereaux, Chantemesse, Hayem, la lésion anatomique de l'artério-sclérose précède, même de beaucoup, l'apparition de l'hypertension et des autres signes cliniques et que dès lors, quand se manifeste l'hypertension, il existe déjà un degré plus ou moins prononcé de dégénérescence hyaline de la tunique interne des artères, reconnaissant manifestement une origine toxique lente et continue. Qu'importe qu'avec M. Lancereaux, on reconnaisse qu'il n'est pas possible de déterminer rigoureusement le début de l'artério-sclérose, qu'on rencontre à peu près exclusivement chez les goutteux, les rhumatisants chroniques, les saturnins, c'est-à-dire chez les personnes prédisposées aux troubles trophiques des cartilages, des tissus fibreux, des ongles, des tissus peu vasculaires en général et qu'elle résulte d'un simple trouble trophique; qu'importe qu'elle soit ou non indépendante de l'hypertension artérielle ou du moins que celle-ci ne joue qu'un rôle secondaire dans sa pathogénie, puisque le traitement à adopter est le même et que les résultats en sont favorables? Si même on n'admet pas comme MM. Huchard, Broadbent, Bradbury, Haig, Saville et bien d'autres, que l'hypertension conduit à l'artério-sclérose, elle n'en reste pas moins l'un des signes les plus précoces, les plus apparents, les plus constants, parfois même, pendant longtemps, le seul signe manifeste, et on ne peut nier qu'avec son élévation ou son abaissement coïncident généralement le développement et l'aggravation ou la diminution des autres symptômes et l'apparition ou la disparition de certains accidents, ainsi que l'a montré récemment encore, M. Vaquez. Aussi affirmatif en cela que M. Huchard, il dit expressément que « les altérations organiques par sclérose s'établissent rapidement sous l'influence de l'hypertension. »

A cette affirmation de la constance de l'artério-sclérose déjà existante dès que se manifeste l'hypertension, M. A. Robin répond de son côté en citant des cas nombreux de dyspeptiques présentant de l'hypertension au moment des crises et devenant, ultérieurement il est vrai, des artério-scléreux manifestes si on se contente de traiter la dyspepsie sans se préoccuper de l'hypertension, mais ne le devenant pas si on fait le traitement de celle-ci en même temps que celui de la dyspepsie ; et il ajoute : « Ce que je sais, ce que je peux affirmer et ce qu'affirmeront avec moi les praticiens qui ont suivi des malades pendant de longues années, c'est que lorsqu'on constate l'hypertension artérielle et qu'on la soigne par les moyens appropriés, on a beaucoup de chances d'éviter les accidents de l'artério-sclérose aux malades ainsi traités. »

M. Huchard, parlant lui aussi en clinicien, sans dédaigner pour cela l'anatomo-pathologie, répond de même par ce qu'il a observé sur ses propres malades, en disant : « Je voyais des malades en grand nombre présentant tous les signes de l'hypertension artérielle sans aucun symptôme d'artério-sclérose confirmé, pendant deux, trois ou quatre ans et même davantage. Puis, après cette longue période, je les revoyais avec tous les accidents cardio-vasculaires et toxiques de la sclérose cardio-rénale. J'en ai conclu que ceci produisait cela, c'est-à-dire que l'hypertension artérielle permanente précédait et produisait l'artério sclérose. Je veux bien me ranger à votre avis pour les cas terminés par la mort, mais lorsqu'ils se terminent par la guérison, lorsque l'évolution de la maladie s'arrête aux phénomènes de l'hypertension artérielle, lorsque dans l'aortisme héréditaire, que j'ai décrit et que vous connaissez, l'hypertension artérielle dure dix ou quinze ans et même davantage, sans se terminer toujours par le développement de l'artério-sclérose, vous ne pouvez plus vous appuyer sur les autopsies, puisque les malades vivent toujours.

« Enfin, en supposant, en admettant même que les lésions préexistent toujours à l'hypertension artérielle, la notion de la presclérose a une grande importance clinique ; elle permet de considérer deux phases distinctes dans l'artério-sclérose : l'une *curable* avec des lésions absolument latentes que vous admettez et auxquelles je me refuse à croire, c'est celle de la presclérose ; l'autre, *incurable ou peu curable*, c'est celle de l'artério-sclérose confirmée, avec des lésions véritables qui se traduisent cliniquement par des symptômes très caractéristiques et c'est cette évolution clinique qui m'importe le plus.

« Pour toutes ces raisons, je persiste dans mes conclusions et j'affirme une fois de plus l'existence préalable de troubles fonctionnels dus à l'intoxication, susceptibles de s'arrêter dans leur évolution, de disparaître par une médication appropriée, et constituant la presclérose, c'est-à-dire le stade prémonitoire et précurseur de l'artério-sclérose confirmée avec toutes ses lésions. »

Je me garderais de me prononcer sur une question que je suis absolument incompétent à résoudre par des recherches personnelles, à savoir si la lésion artérielle préexiste au symptôme hypertension, mais, avec MM. Huchard et Robin, j'affirme avoir maintes fois constaté depuis 30 ans, sur des malades que j'ai eu l'occasion de revoir à plus ou moins longs intervalles ou dont j'ai eu des nouvelles par leur médecin habituel ou par leurs parents, que ceux qui se sont soumis au traitement hygiénique et médical que comportaient l'hypertension constatée chez eux et les causes qui paraissaient manifestement la provoquer n'ont vu généralement éclater que tardivement ou avec des formes atténuées, parfois même n'ont pas vu éclater du tout les symptômes de l'artério sclérose confirmée, alors que ceux qui, n'ayant pas voulu se considérer comme des malades ou même comme des menacés, ont négligé les précautions hygiéniques et les moyens de traitement conseillés, ont présenté ces symptômes et ces accidents et que plusieurs sont morts à un âge qu'ils auraient pu largement dépasser.

Tels sont les résultats très nets de mon expérience personnelle.

Je me rappelle à ce sujet ce que disait, il y a 4 ans de cela, le regretté Merklen, au moment même où j'arrivais un jour dans son service pour y poursuivre mes recherches, au sujet d'un artério-scléreux dont il venait de mesurer la tension artérielle. Il racontait à ses élèves qu'il rentrait de la province, où il avait été appelé auprès d'un malade arthritique à manifestations déjà anciennes, arrivé à la période ultime d'une artério-sclérose avec manifestations cardiaques ayant amené la mort dans la journée même où il l'avait vu et que, s'étant dès son arrivée enquis de ce qui avait été fait, on lui avait présenté un paquet d'ordonnances permettant de suivre les diverses phases de la maladie et que, parmi elles, il avait trouvé une lettre de moi à son médecin, appelant son attention sur les premières manifestations circulatoires de l'artério-sclérose que j'avais constatées dix ans auparavant à Vittel et qui me paraissaient exiger une hygiène spéciale et l'emploi de quelques moyens thérapeutiques. Cette lettre n'avait, paraît-il, été remise au médecin traitant que depuis très peu de temps, dans la crainte que son opinion confirmant la mienne, un régime sévère et la suppression du tabac fussent exigés. Merklen ajoutait comme conclusion : « Je vous raconte ce fait pour vous montrer l'utilité de l'examen sphymométrique et de l'examen complet de l'appareil circulatoire, et par là, la possibilité de prévoir des accidents graves, pouvant parfois, il est vrai, ne survenir que longtemps après, et de s'y opposer par une hygiène et un traitement convenables, et je vous signale en même temps la nécessité d'insister vivement pour se faire obéir de malades qui ne se croient pas malades et qui, dès lors, cherchent à se soustraire à un régime et à un traitement qui vont à l'encontre de leurs habitudes ou qui leur déplaisent pour un motif quelconque et qui cependant sont indispensables l'un et l'autre. »

Un certain nombre d'expériences viennent d'ailleurs corroborer les observations des praticiens concernant le retentissement, sur les parties supérieures de l'arbre artériel et sur le cœur, d'un obstacle dans la circulation périphérique, qu'il s'agisse de la diminution de calibre d'une grosse artère ou d'un ensemble de vaisseaux plus petits ; telles les expériences de Gilbert et Lévi, celles de Josué qui provoquent des lésions athéromateuses des artères par les cultures microbiennes ou l'adrénaline ; telles encore les expériences plus récentes d'Alexis Carrel et C. Guthrie (de Chicago) établissant qu'après plusieurs mois d'hypertension provoquée il se produit un très léger rétrécissement de la lumière du vaisseau, avec une augmentation marquée de l'épaisseur et de la rigidité de sa paroi par hypertrophie de la tunique moyenne et sclérose plus ou moins marquée du tissu conjonctif. Si donc on a pu objecter aux premiers que les lésions par eux produites sont celles de l'athérôme et non de l'artério sclérose proprement dite et qu'elles ne sont pas nécessairement le résultat de l'hypertension, mais peuvent être attribuées à une action toxique de l'adrénaline et plus encore des cultures microbiennes sur les parois vasculaires, on ne peut faire la même critique en ce qui concerne les résultats obtenus par les derniers expérimentateurs ; d'autant mieux qu'ils ont contrôlé et complété leurs expériences d'une manière particulièrement intéressante et probante. Ayant abouché l'artère sclérosée à un réseau veineux ouvert et de grande capacité pour obtenir l'hypotension, ils auraient vu la lumière du vaisseau expérimentalement sclérosé s'agrandir et ses parois devenir plus souples et plus extensibles et les éléments musculaires et élastiques de la tunique moyenne diminuer en nombre et en volume. Aussi arrivent-ils à conclure que « l'artério-sclérose serait le résultat d'une hypertension artérielle » et qu' « il est permis de supposer qu'une hypotension sanguine constante et prolongée pendant plusieurs mois serait capable de produire la guérison de l'artério-sclérose pendant la première période de son dévelopement. » Il serait d'un grand intérêt de répéter ces expériences dans les mêmes conditions pour élucider la question pendante de la présclérose qui a une importance pratique très réelle.

Quoiqu'il en soit, tout ce que j'ai vu au cours de ma carrière et ce que j'ai noté avec précision depuis 7 ans par l'application systématique du tonomètre de Gærtner, du sphygmomanomètre de Potain ou du sphygmomètre de Bloch-Verdin et surtout de mon sphygmotonomètre, que j'emploie exclusivement depuis 6 ans, me confirment dans l'idée que si l'artério-sclérose n'est pas nécessairement créée par l'hypertension, les causes qui produisent l'une et l'autre étant les mêmes dans la majorité des cas, et l'hypertension étant sinon l'avant-coureur, du moins le premier symptôme de l'artério sclérose, il faut la rechercher et lui reconnaître une réelle et considérable importance, alors surtout que la détermination rigoureuse du début de celle-ci est toujours difficile, sinon à peu près impossible, de l'aveu même de M. Lancereaux. Dès lors, bien que ne pouvant, par des arguments nouveaux et personnels autres que des faits cliniques, contredire à l'opinion exprimée par ce maître, à savoir que « si on croit arrêter l'artério-sclérose en diminuant l'hypertension on fait erreur », je ne peux m'empêcher de regretter qu'ainsi formulée elle puisse laisser croire à l'inutilité du traitement hypotenseur qui, quel que soit son mode d'action, contribue à entraver en fait la marche de l'artério-sclérose s'il a été entrepris à temps, les faits le démontrent. M. Lancereaux ne le reconnaît-il pas d'ailleurs lorsque dans son article sur le traitement de l'herpétisme (*Traité de thérapeutique appliquée de A. Robin*), il dit que l'artério-sclérose débute plus tôt qu'on ne croit, de 30 à 40 ans, mais sourdement et qu'il faut savoir la dépister pour la traiter (par l'iodure de potassium) alors qu'elle est encore curable. Or, un des meilleurs moyens de la dépister est assurément l'examen sphygmotonométrique, qui conduit à la constatation de l'hypertension longtemps avant que d'autres symptômes la caractérisent.

L'hypertension conduit-elle fatalement à l'artério-sclérose et celle-ci ne peut elle survenir que consécutivement à l'hypertension ? Assurément non, puisque d'une part on a cité et j'ai observé des cas (j'en ai noté trois particulièrement remarquables) dans lesquels l'hypertension paraît congénitale et persiste pour ainsi dire indéfiniment sans amener de lésion artérielle apparente (cas d'aortisme héréditaire de Huchard), et que d'autre part, on a cité des cas d'artério-sclérose avec hypotension (A. Ferranini). Je n'ai toutefois observé pour ma part l'hypotension que dans des cas d'athérome et je ne l'ai vue dans l'artério-sclérose qu'à la période ultime, alors qu'il y avait défaillance cardio-vasculaire. On peut malgré ces exceptions affirmer que dans l'immense majorité des cas la constatation de l'hypertension fait prévoir les autres manifestations de l'artério-sclérose. Or, comme c'est surtout chez les arthritiques qu'on doit redouter celle-ci, il me paraît indispensable de la rechercher chez eux systématiquement et de la combattre

La fréquence de l'hypertension est telle chez les goutteux, que Haig, qui a longtemps étudié les relations existant entre l'augmentation de la pression sanguine et la présence de l'acide urique dans le sang, appelle, céphalée par excès d'acide urique la céphalée d'hypertension.

L'hypertension n'est-elle pas d'ailleurs par elle-même une cause d'accidents et une source d'indications thérapeutiques ? Potain qui, le premier en France, l'a étudiée, en montrant qu'elle peut être révélée par l'examen sphygmomanométrique, l'admettait et le professait.

M. Vaquez, comme M. Huchard, impute un certain nombre d'accidents à l'hypertension, quelle qu'en soit la cause, les uns à marche lente, les autres à invasion et parfois à terminaison brusques Il signale parmi ses conséquences l'insuffisance aortique, parfois même, bien que beaucoup plus rarement, l'insuffisance mitrale, que

M. Huchard désigne du nom d'insuffisance mitrale d'origine artérielle et dit expressément : « Le rôle de l'hypertension artérielle dans la pathogénie de nombre d'affections du système vasculaire est des plus importants.»

M. Vaquez, qui a vu apparaître le symptôme cardio-aortique de l'hypertension (augmentation du 2e bruit aortique et augmentation de la matité cardiaque) au cours des crises d'éclampsie et de saturnisme et l'a vu disparaître après, sauf à se compléter par la dilatation aortique si l'hypertension dure ou si ses poussées se reproduisent fréquemment, n'hésite pas à imputer à celle ci l'artério-sclérose consécutive et à déclarer qu'un grand nombre de faits observés lui permettent aujourd'hui de dire que beaucoup d'accidents qui surviennent au cours d'affections, de nature très différente, mais qui toutes présentent ce symptôme commun, l'hypertension, reconnaissent pour cause ce symptôme lui-même et non la maladie qu'il accompagne. C'est ainsi que le saturnisme aigu, l'éclampsie, l'urémie, dont les complications, hémorrhagies cérébrales et méningées notamment, coïncident avec l'exagération de l'hypertension dans des vaisseaux déjà plus ou moins altérés généralement, se manifestent avec des symptômes identiques et présentent la même évolution et que la mort subite peut survenir chez tout malade dont la tension artérielle dépasse 25 cm. et s'y maintient.

La mort subite est la terminaison rapide et imprévue d'une maladie aigüe ou chronique évoluant le plus souvent d'une façon latente, a dit Brouardel, et c'est, a-t-il ajouté, par le cœur, le poumon et le cerveau et surtout par le rein qu'elle est causée ; les poussées d'hypertension si fréquentes dans la néphrite interstitielle en seraient dès lors la raison.

Je n'insiste pas autrement ; j'en ai assez dit d'ailleurs pour montrer, bien que n'exagérant pas l'importance de l'hypertension au point d'en oublier et d en négliger les causes, comme certains ont trop de tendance à le faire :

1° Que l'hypertension artérielle est une cause directe d'accidents au cours de diverses maladies et notamment lorsqu'au cours d'une maladie à hypertension habituelle elle vient à s'exagérer ;

2° Que l'hypertension est, sinon la cause constante et nécessaire, du moins une des causes de l'artério-sclérose et de ses progrès ;

3° Qu'elle s'observe comme symptôme primordial, sinon précurseur, de l'artério-sclérose dont elle permet de prévoir longtemps à l'avance, dans bien des cas, les autres symptômes habituels ;

4° Qu'elle est un élément de danger tout particulièrement pour l'artério scléreux ;

5° Qu'elle a dès lors une très réelle importance clinique, qu'on ne saurait méconnaître à quelque point de vue qu'on se place ;

6° Que dès lors, même en admettant l'aphorisme « si on croit arrêter l'artério-sclérose en diminuant la tension artérielle, on fait erreur » on aurait tort de renoncer à son traitement en même temps qu'à celui des causes qui peuvent la provoquer ;

7° Que l'artério-sclérose menaçant tous les arthritiques et particulièrement les goutteux, la recherche de l'hypertension qui la précède ou marque ses débuts doit être systématiquement recherchée et combattue.

II

Indications thérapeutiques de l'artério-sclérose et de ses symptômes

Ces constatations faites sur les analogies étiologiques et symptomatiques de la goutte et de l'artério-sclérose ainsi que sur l'utilité des examens sphygmotonométriques ou tout au moins sphygmométriques, voyons quelles sont les indications thérapeutiques de l'artério-sclérose et de ses symptômes divers, et comment peuvent être interprêtés les effets de la cure de Vittel considérés comme moyen préventif de la maladie et modérateur de sa marche et de ses accidents.

Il faut, au point de vue de sa thérapeutique, envisager dans l'artério-sclérose deux grandes périodes, l'une toxi-spasmodique, qui est la période dite de présclérose par M. Huchard, l'autre toxi-scléreuse, artérielle d'abord, puis artérielle et splanchnique.

Les indications thérapeutiques sont différentes, parfois même opposées au cours de ces deux périodes, bien que la toxhémie reste la cause qu'il ne faut jamais perdre de vue.

Au cours de la période toxi-spasmodique, en effet, caractérisée surtout par l'hypertension et une série de phénomènes intermittents qui paraissent être sous sa dépendance et celle de ses oscillations, urines alternantes, polyurie et pollakyurie nocturnes intermittentes, céphalalgies, fatigue cérébrale, somnolences, vertiges, neurasthénie, épistaxis, palpitations et parfois arythmie, ischémies passagères, angoisses précordiales, symptômes passagers de la dyspnée toxi-alimentaire de Huchard, crampes, dans les mollets surtout, tous symptômes que j'ai maintes fois constatés ou retrouvés chez les arthritiques avant l'explosion des accès de goutte et qui d'une manière générale sont ceux de l'hypertension et du petit brightisme, tous les moyens susceptibles de diminuer la tension artérielle sont indiqués. Parmi eux, ceux qui la diminuent en provoquant l'annihilation et l'évacuation des toxines le sont plus encore et, chez les arthritiques, qui nous occupent spécialement, ceux qui joignent à ces propriétés celle de modifier en même temps la circulation et la fonction spéciale des organes essentiels à la nutrition dans le sens d'une meilleure transformation et utilisation des albumines, le sont tout particulièrement, tout spécialement même, on peut le dire.

Dans la période toxi-scléreuse, il y a à distinguer deux étapes successives : la première au cours de laquelle, l'ensemble des artérioles étant envahi par la sclérose, les symptômes de la période toxi-spasmodique deviennent à peu près permanents ; la seconde au cours de laquelle les troubles fonctionnels et anatomiques sont plus ou moins manifestes du côté de certains organes, cœur, reins, foie, cerveau ou de l'ensemble des organes, avec des différences individuelles qui donnent lieu à des formes spéciales et à des indications thérapeutiques différentes.

Dans la première des étapes de cette seconde période, l'hypertension est généralement permanente, la polyurie, surtout aqueuse, est à peu près constante et permanente, de même que les autres symptômes tels que : fatigue cérébrale, fatigue musculaire au réveil et après un exercice même peu prolongé, crampes, épistaxis peu abondantes mais fréquentes, battements artériels, oppression survenant facilement par malaise digestif ou effort même léger, dyspnée toxi-alimentaire et toxi-nutritive, teint légèrement pâle, de coloration jaunâtre, vieil ivoire.

Ici encore, les agents susceptibles de régulariser la nutrition et d'éviter la formation de ses déchets toxiques sont très utiles et ceux qui sont susceptibles d'en favoriser l'élimination le sont plus encore, mais les diurétiques notamment ne peuvent alors être employés qu'avec circonspection ; il faut éviter d'exagérer la polyurie ; c'est dès lors la qualité de la sécrétion qu'il faut viser en favorisant la fonction physiologique plus que la fonction physique du rein, car à ce moment il est déjà peu perméable aux produits azotés de la désintégration organique et il devient facilement insuffisant. Il n'excrète guère alors que de l'eau et des sels en assez grande proportion et, quoiqu'on en ait pu dire, il n'est pas exact que sous l'influence des diurétiques quelconques l'élimination des autres constituants de l'urine normale soit en proportion de la quantité de liquide ingérée et éliminée. On constate, même chez l'individu sain, que l'élimination de tous les constituants urinaires n'est pas simultanée et dès lors qu'elle n'est pas dans une proportion constante dans le produit des diverses mictions des 24 heures ; ce sont tantôt les principes azotés, tantôt les substances salines qui y dominent relativement. La différence entre les cristalloïdes qui diffusent facilement à travers les vaisseaux et les colloïdes qui ne diffusent que plus difficilement et grâce à l'intervention de l'épithelium rénal donne la raison de la persistance spéciale de la perméabilité rénale à l'égard des composés salins et la pression sanguine augmentée dans le réseau capillaire du rein en voie de sclérose explique la polyurie.

Il y a hypo-activité de la glande avec hyper activité du filtre ; il ne faut donc pas à cette période risquer d'augmenter cette polyurie aqueuse ; il faut viser seulement la diurèse que, par opposition, on pourrait appeler solide. Dans la seconde étape de la deuxième période, qui est caractérisée par l'adjonction aux symptômes ci-dessus de ceux qui résultent de l'altération fonctionnelle ou anatomique plus ou moins profonde de tel ou tel organe plus spécialement touché, des indications spéciales naissent de ces localisations ; mais, malgré celles-ci et l'altération possible de divers organes, qui font de l'artério-sclérose une maladie symptomatiquement protéiforme, deux indications restent primordiales : diminuer les toxiques en circulation et maintenir aussi largement ouverte que possible la soupape de sûreté qui est le rein ; aussi les diurétiques sont-ils encore et toujours indiqués, mais leur emploi doit-il être réglé avec plus de soins encore que dans la période précédente et, quoiqu'on fasse, on ne pourra obtenir du rein, devenu insuffisant par le fait de la diminution de sa perméabilité, aux xantho uriques notamment, qu'il suffise à sa tâche d'épuration ; il faut dès lors diminuer son travail, en même temps que par un régime approprié, par la stimulation fonctionnelle de tous les organes susceptibles et encore en état de la suppléer, foie, intestins, peau.

Symptômes cardiaques et cardio-vasculaires. — L'examen du cœur et les vaisseaux, joint à l'analyse des urines, donne dans l'artério-sclérose les plus utiles indications. Dès le début, le pouls est généralement dur et serré et donne au sphygmagraphe un tracé à petite amplitude avec plateau et descente rapide sans dicrotisme ou à peu près. J'ai pendant plusieurs années, avant d'employer les sphygmomètres, usé de ce moyen pour étudier la circulation chez les malades et j'ai dès longtemps signalé cette forme habituelle des tracés artériels chez les goutteux présentant l'ensemble ou quelques-uns des symptômes qui me paraissent aujourd'hui devoir se rattacher à la période toxi-spasmodique ou présclé-reuse de l'artério-sclérose.

Déjà à cette période on trouve souvent le retentissement du 2e bruit aortique à droite du sternum, au foyer aortique, dans la 3e ou 4e espace intercostal.

Ce symptôme, que pendant longtemps j'ai, comme bien d'autres, considéré, sur la foi des maîtres, comme pathognomonique de l'hypertension artérielle, n'est pas aussi constant qu'on l'a dit et se rencontre assez souvent sans qu'il y ait hypertension.

J'ai, en effet, trouvé parfois ce retentissement très net avec des tensions normales, faibles même, et je ne l'ai pas trouvé constamment avec des tensions manifestement exagérées ; enfin, je l'ai vu parfois rester sans changement chez certains sujets qui, au cours de leur maladie, sont passés par des degrés de tension très sensiblement différents. C'est ainsi que j'ai noté, laissant de côté les cas nombreux dans lesquels j'ai relevé seulement la tension artério-capillaire :

a) *Retentissement aortique très net sans hypertension, ou sans hypertension très manifeste.*

12 cas observés à Vittel avec des tensions artérielles

de moins de 19° chez l'homme et de 18° chez la femme et tensions artério-capillaires de 12° 5 à 9°.

Plusieurs cas observés dans les hôpitaux avec des tensions de 17°/13° (1), 15°/12°, 15°/11°, 16°/9°, 16°/8°.

b) *Absence de retentissement aortique avec tensions élevées.*

J'en ai rapporté en 1905 25 cas observés à Vittel, avec des tensions artérielles allant de 20° à 24°, deux allant de 25° à 26° ; j'en possède actuellement le double avec des tensions de 21°/12°, 25°/14°, 24°/14°5, 22°/15°, 22°/14°8, etc.

J'en ai trouvé dans les hôpitaux plusieurs aussi nets, avec 24°5/14°, 24°/16°, 24°/15°, 22°/14°, etc.

Quoi qu'il en soit, c'est un signe fréquent, habituel même, de l'hypertension, mais non constant et nécessaire et ce que j'ai noté, chez des paludéens notamment et chez un certain nombre d'autres malades, qui présentaient le symptôme retentissement diastolique de l'aorte sans hypertension, fait penser que cette vibration aortique exagérée est due à l'aortite, ce que viendrait confirmer l'absence, plus souvent encore constatée, de retentissement avec des tensions élevées. L'ayant toutefois trouvé d'intensité variable chez certains malades, marqué surtout lorsque leur tension s'élève, il paraît être influencé sinon exclusivement provoqué par celle-ci.

Je n'ai eu qu'exceptionnellement l'occasion de voir à Vittel des malades atteints d'angine coronarienne, due généralement à la sclérose des artères coronaires, aboutissant à une irrigation cardiaque insuffisante et

(1) Pour abréger la notation des tensions j'emploie couramment cette disposition : 17°/13°, 17° représentant la tension artérielle, 13° représentant la tension artério-capillaire.

par cela mène ultérieurement à la cardio-sclérose, et parfois à une aortite localisée vers l'orifice des artères coronaires amenant le retrécissement de leur lumière et l'ischémie cardiaque et je n'ai pu dans ces cas, que déconseiller une cure assez active pour justifier un séjour dans la station.

J'ai par contre eu l'occasion de voir un grand nombre de malades atteints de troubles fonctionnels du cœur, se plaignant surtout de palpitations et autres symptômes angineux et de constater fréquemment des irrégularités du pouls. Chez certains j'ai constaté les signes de l'adipose cardiaque, qui n'est pas absolument rare chez les arthritiques goutteux, assez souvent obèses, qui viennent faire la cure de Vittel.

Les palpitations, avec angoisse précordiale plus ou moins accusée se montrent assez fréquentes chez les arthritiques en général, ressemblant à celles qu'éprouvent les intoxiqués par le tabac, le café, le thé, mais le plus souvent, en rapport avec un trouble fonctionnel de l'estomac, dyspepsie flatulente, dyspepsie nervo-motrice et secrétoire, un engorgement hépatique ou la lithiase biliaire, sans que pour cela on trouve à l'auscultation un signe quelconque de maladie de cœur.

Les irrégularités cardiaques, qui préoccupent généralement beaucoup les sujets qui en sont atteints, se présentent assez fréquemment chez les malades fréquentant Vittel ; je les constate même chez beaucoup d'entre eux qui n'en ont pas conscience et, chose intéressante à noter, ces irrégularités ont souvent cédé à des éliminations abondantes d'acide urique constatée par l'analyse, ce qui donne à penser que l'intoxication par rétention d'acide urique les provoque au même titre que le thé, le café ou le tabac.

Les angoisses précordiales, relativement fréquentes chez les arthritiques, vont parfois jusqu'aux symptômes de l'angine de poitrine vraie, bien que s'arrêtant souvent à l'anxiété locale, parfois avec irradiation douloureuse dans les bras, dans le bras gauche le plus souvent et assez souvent douleur dans les poignets, paraissant fréquemment en rapport avec des troubles digestif, et se manifestant par des baillements, des éructations, du malaise gastro-intestinal avec ballonnement. J'en ai observé toutefois quelques cas plus graves avec tous les symptômes de l'angine vraie, dont l'un chez un goutteux artério-scléreux, légérement albuminurique et diabétique intermittent, âgé de 58 ans, que j'ai encore vu pendant 10 ans à Vittel et qui, par l'emploi de l'eau de la Grande Source en quantité modérée, de lait, d'iodure à très petite dose et un régime sévère, a vu disparaître ses crises. Il n'en avait plus eu depuis 6 à 7 ans lorsqu'il est mort il y a 2 ans. L'eau de la Grande Source prise à petites doses de 80 à 100 gr. répétées de 3 à 5 fois dans la matinée, à intervalles de 20 minutes au moins, amenait régulièrement tous les ans une diminution de la polyurie et de la pollakyurie et la diminution de l'albumine, la disparition du sucre et une élimination toujours assez abondante d'acide urique et de xantho-uriques. La cure augmentait manifestement chez lui la perméabilité rénale.

J'ai eu l'occasion d'observer des effets analogues chez quelques autres malades, mais rarement d'une façon aussi nette et aussi complète que chez celui-ci, à qui d'ailleurs je n'ai osé conseiller de renouveler ses cures à Vittel qu'en raison des résultats obtenus. Je n'oserais les préconiser en pareille circonstance dans la généralité des cas.

Ce n'est aussi que par exception et malgré leur existence, chez des malades qui par ailleurs présentaient des symptômes indiquant le traitement de Vittel, que j'ai eu à diriger dans leur cure des sujets atteints des conséquences cardiopathiques de l'artério-sclérose ; tantôt augmentation du volume du cœur et de l'aorte avec impulsion forte et exagération d'étendue du choc précordial, tantôt symptômes d'insuffisance aortique ou mitrale, parfois d'insuffisance mitrale avec rétrécissement d'origine nettement artérielle. Elles m'ont toujours engagé à ne faire faire qu'une cure atténuée, surtout au début et très surveillée. Ainsi pratiquée, elle n'a jamais causé d'accidents, elle n'a pas donné de résultats au point de vue de l'état cardiaque, que d'ailleurs j'avais en vue de ménager et non de combattre, m'occupant spécialement de l'arthritisme et de celles de ses manifestations qui avaient provoqué l'envoi de ces malades dans la station, mais elle s'est montrée souvent efficace contre les manifestations symptômatiques de l'artério-sclérose généralisée qui avait engendré le cardiopathie et les symptômes de celle-ci.

La localisation de l'artério-sclérose sur le rein est celle que j'ai eu l'occasion d'observer le plus souvent, par cela même qu'elle donne lieu à des symptômes qui indiquent ou paraissent indiquer la cure de Vittel. Elle est assurément une des plus importantes, parce que, d'une part, elle atteint l'organe dont le bon fonctionnement est le plus nécessaire à l'élimination des éléments toxiques qui l'engendrent et parce que, d'autre part, la transformation scléreuse du rein peut provoquer une exagération dangereuse de l'hypertension dont elle est un des principaux agents de production.

Dès qu'elle existe, elle provoque une insuffisance relative, la polyurie aqueuse et la rétention des toxines en général et des toxines alimentaires en particulier, d'où naissent, en outre des autres symptômes, les dyspnées toxi-alimentaire et toxi-nutritive, c'est-à-dire celles qui procèdent de la rétention des déchets azotés provenant des aliments et des déchets provenant de la désassimilation, celle-ci surtout amenée par la marche ou par un effort, mais survenant parfois spontanément ; la première, celle qui provient d'une intoxication alimentaire, survenant surtout pendant la nuit, du moins pendant assez longtemps. La première est avantageusement traitée par le lait, le régime lacté, lacto-végétarien. achloruré ; la seconde, qui est la dyspnée urémique, par le lait, les diurétiques en général, les laxatifs, le massage et une large aération sans fatigue. J'en vois de nombreux exemples dans lesquels la cause est souvent ignorée.

Ces phénomènes sont d'autant plus accusés que le foie est lui-même touché et ils le sont généralement en proportion de l'altération de celui-ci ; cela s'explique d'ailleurs.

Dès lors, en effet, la suppression de production des acides biliaires maintient dans l'économie des matériaux azotés devenus inutilisables qui cherchent vainement, le rein étant fermé, une voie d'excrétion; la destruction des substances protéiques est entravée ; l'urée diminue et les principes albuminoïdes dont elle procède restent dans le sang donnant lieu souvent à l'apparition de pseudo-albuminuries.

« L'intoxication est liée alors, ainsi que le dit M. Bouchard, à tout ce qui empoisonne l'organisme quand le rein ne fonctionne plus et en outre aux matières qui habituellement doivent être transformées par le foie en matériaux excrémentiels ».

Bien que l'homme sain soit un réceptacle et un laboratoire de poisons, il n'est pas empoisonné tant que son foie le protège contre les poisons venant de l'intestin et que, par ses émonctoires, il expulse les poisons en circulation, mais il s'empoisonne dès que le foie ou le rein ne remplissent plus leur rôle et mieux encore si l'un et l'autre sont altérés.

Or il en est fréquemment ainsi, à des degrés différents suivant les cas, chez l'arthritique, alors surtout qu'il est déjà artério-spasmodique et mieux encore quand il est plus ou moins artério-scléreux.

Parmi les symptômes névropathiques communs à la goutte et à l'artério-sclérose fréquemment constatés à Vittel et qui méritent pour ce motif une attention spéciale figurent tout particulièrement les *céphalalgies* et les *neurasthénies*.

Encéphalopathies. — J'insisterai un peu sur les céphalalgies et céphalées des arthritiques en raison de l'intérêt spécial que présente leur étude surtout à cause du rapport de certaines d'entre elles avec l'artério-sclérose.

« Les migraines et la goutte sont sœurs » disait Trousseau. Les migraineux sont très fréquemment des arthritiques et c'est ainsi qu'il faut comprendre la phrase de Trousseau. Elle ne saurait signifier toutefois, du moins d'après mon expérience personnelle, que la migraine est très fréquente chez les goutteux à manifestations articulaires.

Ayant observé un grand nombre de céphalalgies chez mes malades, je les ai distinguées, pour préciser mon diagnostic, en migraines et névralgies goutteuses, et migraines et névralgies chez les goutteux, et j'ai divisé les céphalées en goutteuses et par causes diverses, notamment par artério-sclérose.

Trousseau, Guéneau de Mussy, Garrod, Bazin, Jaccoud et Labadie-Lagrave, Rendu, Bouchard, etc., considèrent les migraines, si non comme pathognomoniques de l'arthritisme, du moins comme une de ses manifestations fréquentes. C'est aussi ce que j'ai observé, mais, en dehors de sa pathogénie toxique, dyspeptique ou nerveuse, je n'ai noté généralement aucun signe permettant le diagnostic différentiel de la migraine goutteuse et de celle qui ne l'est pas. Je n'ai dès lors classé dans les migraines goutteuses que celles qui paraissaient nettement remplacer une manifestation articulaire ou être remplacées par elle. Lecorché a vu, dit-il, plus souvent la céphalalgie que la migraine goutteuse, mais il ne donne pas les signes caractéristiques de l'une et de l'autre et surtout les symptômes permettant de les distinguer.

J'ai toujours cherché à le faire et à les désigner de leur véritable appellation, mais cela ne m'a pas toujours été possible parce que les dires des malades manquent souvent de précision, parce beaucoup de malades, et parfois même des médecins, dans les renseignement qu'ils veulent bien nous communiquer sur leurs malades, emploient un peu indistinctement les termes de névralgie et de migraine ou le terme vague de « maux de tête », parce qu'il y a parfois coexistence de migraine et de céphalgies d'autre nature, parce qu'enfin, il faut bien le reconnaître, si la distinction peut être facilement établie en théorie, elle est beaucoup moins facile à établir en pratique dans bien des cas ; la lecture des auteurs en témoigne.

Valleix, notamment, avoue que la confusion est facile entre la migraine et la névralgie, si bien qu'il admet une migraine névralgique.

Guéneau de Mussy fait une distinction théorique entre les migraines et les céphalalgies des goutteux, mais il les confond dans la pratique, car il parle dans ses cliniques des céphalalgies qui semblent être la migraine, qui y confinent, mais ne sont pas tout à fait la migraine ; « ces céphalées, ajoute-t-il, on le voit par leurs origines comme par les manifestations morbides qui les accompagnent, se rapprochent néanmoins de la migraine. »

M. Bouchard donne de la migraine une définition descriptive qui justifie bien les incertitudes qui planent souvent sur son diagnostic ; la voici :

« La migraine est un état douloureux crânien unilatéral ou bilatéral, ressenti dans la zône des branches supérieures du trijumeau ou de l'occipital, avec participation fréquente des nerfs optiques et acoustiques, avec participation très fréquente de pneumogastrique, le tout compliqué d'encéphalopathie et accompagné de spasme ou de paralysie du sympathique cervical » (*Maladies par ralentissement de la nutrition*).

La migraine est, on le voit, souvent difficile à diagnostiquer sur les dires des malades, il peut donc se glisser dans les statistiques quelques erreurs.

Pour ma part, j'ai considéré comme migraines et classé

sous cette rubrique les céphalalgies localisées, revenant par accès périodiquement ou peu s'en faut, à intervalles plus ou moins longs, avec ou sans vomissements, mais le plus souvent, sinon avec vomissements, du moins avec état nauséeux ou malaise gastrique, et dont les accès présentent toujours ou peu s'en faut les mêmes symptômes, la même évolution et la même durée, 12 ou 24 heures le plus souvent, chez le même individu.

J'ajouterai que si l'existence de migraines goutteuses me paraît nettement démontrée par les faits, quoique moins fréquente que je ne l'aurais cru à la lecture des auteurs, il n'en est pas autrement de certaines névralgies et céphalalgies. Aussi suis-je étonné de voir à côté des auteurs qui la donnent comme fréquente, des auteurs comme Barthez, comme Sydenham, passer sous silence la migraine chez les goutteux, et d'autres auteurs ne s'occuper guère que de la migraine et parler très peu des autres céphalalgies goutteuses ou chez les goutteux, alors que celles-ci m'ont paru plus fréquentes que celles-là.

L'observation d'un grand nombre de malades m'a montré en effet qu'il y a chez les arthritiques des céphalalgies diverses, toutes plus ou moins en rapport avec leur état arthritique et qu'on peut diviser ainsi :

(A) Névralgies ;

(B) Migraines ;

(C) Encéphalopathies de l'enfance, de l'adolescence et de l'âge adulte ;

(D) Encéphalopathies par goutte encéphalique (dites souvent métastatiques) ;

(E) Encéphalopathies par artério-spasme et par artério-sclérose.

(F) Encéphalopathies urémiques ;

De ces dernières, l'encéphalopathie par artério-sclérose en évolution ou confirmée est celle qu'à des dégrés divers j'ai eu le plus souvent l'occasion d'observer; les deux autres se sont présentées rarement à mon observation, l'*encéphalopathie par goutte encéphalique* spécialement.

J'en ai pourtant observé quelques cas très nets dont les trois suivants représentent les types principaux.

M. P..., 35 ans. Pas d'hérédité ; vie sédentaire ; à 28 ans, premier accès de goutte ; depuis lors, en mai et septembre, à date fixe, à deux ou trois jours près, accès progressivement plus longs et plus violents, ayant envahi successivement les orteils, les pieds, les genoux, les coudes, avec persistance de douleurs, surtout nocturnes, même entre les accès, et d'un peu de tuméfaction.

Le 23 juillet, brusquement, douleur violente à la tête, surtout aux tempes et à la nuque, avec diminution de la douleur aux pieds. Deux jours de durée, puis diminution progressive et rapide, coïncidant avec apparition et développement de la douleur aux pieds avec gonflement et rougeur. Disparition complète en un jour de la douleur à la tête ; persistance pendant 15 jours de l'accès de goutte aux pieds.

M. X..., 61 ans. Grand-père goutteux, santé très bonne jusqu'il y a 13 ans. Il y a 13 ans et pendant 3 ans, maux de tête très fréquents et violents ; il y a 10 ans et depuis accès de goutte. Disparition des maux de tête dès la première manifestation articulaire de la goutte.

M. X..., 63 ans. Santé très bonne jusqu'il y a deux ans et demi, sauf paludisme, accès irréguliers. Il y a deux ans et demi, accès de goutte polyarticulaire, au cours duquel douleurs de tête très violentes durant 15 à 20 jours, à peu près sans fièvre. Depuis lors, alternativement, accès subaigüs fréquents de douleurs de tête et de douleurs articulaires, musculaires ou névralgiques diverses. Excès permanent d'acide urique dans les urines.

Les encéphalopathies par toxhémie xantho-urique, par hypertension et par petite urémie, qui en somme se confondent, correspondant seulement à des degrés différents d'un même processus, se sont montrées beaucoup plus fréquentes que les précédentes ; elles sont un des symptômes habituels de l'hypertension et du brightisme sur lequel mon savant ami le professeur Dieulafoy a si justement attiré l'attention et que nous avons si souvent l'occasion d'observer dans les stations où se rencontrent un grand nombre d'arthritiques.

On les trouve dans l'enfance et l'adolescence comme dans l'âge adulte et elles sont au nombre des symptômes importants de l'uricémie et de la période toxi-spasmodique et toxi-scléreuse de l'artério-sclérose.

Voici quelques exemples d'encéphalopathies arthritiques survenues (*a*) chez des enfants d'arthritiques ou (*b*) chez des adolescents, ou (*c*) chez des adultes.

(*a*) M. X..., 15 ans (père migraineux, goutteux, graveleux ; mère goutteuse ; frère goutteux) ; présentant un grand excès d'acide urique dans les urines : ayant eu, il y a cinq ans, un ictère d'un mois de durée, plusieurs fois des embarras gastriques avec crises de vomissements, quelques maux de reins et sables urinaires ; *fréquents maux de tête.*

(*a*) M. X..., 15 ans (mère goutteuse) ; plusieurs fois

engorgement hépatique ; depuis 3 ans, *maux de tête fréquents*, frontaux, sans vomissements, traces infinitésimales d'albumine dans l'urine.

(*a*) M. X..., 54 ans (les deux grands-pères et la mère graveleux, six frères tous migraineux) ; *migraines très fréquentes dès l'enfance* avec vomissements ; à 37 ans, colique néphrétique, gravelle sablonneuse depuis. A 40 ans et depuis, douleurs articulaires fréquentes. Rien d'anormal dans les urines.

(*a-b*) Mlle X..., 18 ans 1|2 (père goutteux, mère hépatique) ; *de tous temps maux de tête* avec nausées, presque quotidiens, le matin, quotidiens depuis le début de la menstruation et durant, tantôt toute la journée, tantôt une demi-journée seulement Depuis un an, coliques hépatiques frustes. Il y a un mois, accès de goutte franc. *Pas de céphalalgie pendant la durée de l'accès.*

(*b*) Mme X..., 49 ans (mère diabétique, père et frère à tendances congestives), ménopause il y a 4 ans. Pendant l'adolescence, *maux de tête fréquents*, puis *migraines habituelles*, fréquentes, actuellement mensuelles seulement, depuis la ménopause ; manifestations arthritiques multiples du côté de la peau, des bronches, des voies digestives, des articulations.

(*c*) Mme X..., 30 ans (père graveleux calculeux) *migraines fréquentes* depuis deux ans, une par semaine environ, avec vomissements, et une la veille des règles. Depuis la même époque, malaises gastro-hépatiques, gravelle urique, excès notable d'acide urique dans les urines.

(*c*) Mme X..., 54 ans, ménopause à 51 ans. Depuis 18 ans, coliques néphrétiques, gravelle urique, douleurs et déformations phalangiennes. Depuis la même époque *maux de tête fréquents et douleurs fréquentes à la nuque.*

(*c*) M. X..., 35 ans (père graveleux), à 25 ans, premier accès de goutte, plusieurs par an ; depuis apparition de la goutte, toujours en dehors des accès, *migraines très fréquentes jusqu'il y a deux ans.* Depuis deux ans, cessation des accès de goutte remplacés par gravelle et coliques néphrétiques ; migraines beaucoup moins fréquentes depuis.

Mes statistiques sur ces encéphalopathies diverses montrent que *chez mes malades* :

1° Les *migraines* sont surtout fréquentes comme manifestations *primitives* ou phénomènes prémonitoires des manifestations caractéristiques de l'arthritis, goutte. gravelle, coliques hépatiques ; elles cessent souvent quand apparaissent celles-ci, et elles n'apparaissent que très rarement quand disparaissent ces dernières ;

2° Les *névralgies* se sont montrées plus rarement comme manifestations primitives ou prémonitoires que comme manifestations de la maladie confirmée, accompagnant les autres symptômes caractéristiques :

3° Les *névralgies et migraines associées* procèdent de la manière d'être des névralgies et des migraines considérées isolément et constituent une sorte de moyenne entre les manières d'être de chacune de celles-ci ;

4° Les *céphalalgies diverses* se montrent surtout *avant et pendant* la durée des manifestations caractéristiques de la diathèse ;

5° Ces migraines, névralgies ou céphalalgies arthritiques n'apparaissent qu'exceptionnellement après les autres manifestations, c'est-à-dire qu'elles se substituent très rarement à celles-ci d'une manière définitive ou durable.

6° Les céphalées et céphalalgies, plutôt occipitales, avec malaise cérébral et fatigue intellectuelle se montrent souvent au contraire d'une manière tardive, relativement aux manifestations arthritiques goutteuses, et accompagnant l'artério-sclérose, intermittentes dans la période toxi-spasmodique, plus ou moins continues dans la période toxi-scléreuse.

7° Les manifestations plus graves, consécutives à une ischémie prolongée par artério-sclérose cérébrale : lenteur de l'intelligence et de la parole, tendance aux larmes, se montrent plus tardives encore généralement et ne sont observées qu'exceptionnellement à Vittel.

C'est avec les premières de ces trois dernières catégories de céphalalgies qu'il faut le plus compter, surtout avec celles qui reconnaissent pour cause l'hypertension et la petite urémie et il faut y porter une attention d'autant plus grande que les sujets sont depuis plus longtemps habitués à des céphalalgies et que, dès lors, ils les considèrent comme sans importance.

Il ne faut jamais oublier en pareil cas que la cause peut résider dans l'insuffisance rénale et que ce n'est pas à la quinine et moins encore à l'antipyrine, ni même à toute autre médication active spéciale qu'il faut s'adresser pour les guérir, mais que les seuls moyens capables de les modifier en même temps que d'amener une amélioration durable, sont les moyens capables d'augmenter le coefficient d'oxydation et d'éliminer les éléments excrémentitiels, les chlorures et les matières azotées surtout qui, normalement, doivent être expulsés en quantité suffisante, à l'état d'urée spécialement.

Pour continuer à ne parler que de ce que j'ai constaté, je dirai que dans un nombre considérable de cas de chacune de ces variétés, sauf de la dernière, j'ai noté de réelles améliorations ; les mentions suivantes portées sur mes cahiers d'observations en témoignent :

Mme X..., 41 ans, mère goutteuse ; coliques hépatiques et néphrétiques, quelques manifestations goutteuses, migraines tous les mois avant la cure à Vittel, tous les deux mois seulement depuis.

Mme X..., 47 ans, arthristisme ; depuis longtemps maux de tête presque continus et maux de reins fréquents, presque continus avec sables uriques. Après une première cure à Vittel, maux de tête et maux de reins à peu près disparus.

Mme X..., 37 ans, hérédité arthritique paternelle et maternelle, migraines et névralgies arthritiques depuis l'âge de 20 ans, très violentes et fréquentes. Depuis une première cure à Vittel, bien-être pendant six mois, puis réapparition de maux de tête, mais beaucoup moins fréquents et moins intenses qu'antérieurement, parfois avec vomissements.

M. X..., 38 ans, gravelle et goutte, mère graveleuse, père arthritique ; névralgies depuis 12 à 15 ans fréquentes et intenses. Il y a quatre ans et depuis, coliques néphrétiques, goutte il y a six semaines : après une première cure à Vittel, pas de coliques néphrétiques, pas d'accès de goutte, névralgies très diminuées de fréquence et d'intensité.

M. X..., 43 ans, goutte depuis 10 ans, deux accès par an. Pas d'hérédité, maux de tête fréquents ; après une première cure à Vittel, un accès de goutte au lieu de deux, maux de tête très diminués.

M. X..., 52 ans, gravelle urique, père goutteux ; plusieurs atteintes de rhumatisme (?) à 11 ans, 22 ans et 33 ans, migraines depuis l'adolescence, parfois seulement avec vomissements. Depuis une cure à Vittel, migraines très notablement diminuées.

Les manifestations névropathiques, autres que les céphalalgies isolées, que j'ai eu l'occasion d'observer, sont celles qui, comme celles-ci, sont communes à la goutte et à l'artério-sclérose, mais qui, groupées et s'accompagnant des symptômes de dépression psychique, d'aboulie, constituent le syndrôme neurasthénique : céphalée, insomnie, asthénie neuro-musclaire, rachialgie, dyspepsie gastro-intestinale, pouvant, comme l'artério-sclérose et le brightisme, s'accompagner de vertiges, de dyspnée, de troubles de la vue, de l'ouïe, de la sensibilité, de l'appareil circulatoire.

Ce syndrôme neurasthénique coïncidant le plus souvent chez les arthritiques avec de l'hypertension, le diagnostic n'en est fait que par la constation de l'aboulie, de l'extrême émotivité, de la diminution marquée de l'activité physique et intellectuelle, du sentiment perpétuel, de crainte, d'insécurité, sans que cet état mental entraîne en dehors de cela, aucune perversion du jugement, ainsi que le faisait très expressément observer M. Raymond dans une de ses récentes leçons cliniques.

La goutte, dans laquelle il y a encombrement de l'économie par les déchets d'une nutrition imparfaite, et l'artério-sclérose, qui entraîne une irrigation sanguine imparfaite ou insuffisante des centres nerveux, sont des causes reconnues de l'épuisement nerveux général qui domine la situation ; aussi, dit encore M. Raymond, est-il « fréquent d'observer le syndrôme neurasthénie chez une catégorie spéciale d'individus, ceux que Charcot appelait les *arthritico-nerveux* » et il ajoute que l'arthritisme est un terrain tout à fait favorable, un terrain de choix pour l'apparition du syndrôme neurasthénie.

Comme M. de Fleury, j'ai vu des neurasthéniques hypotendus et des neurasthéniques hypertendus, mais avec prédominance marquée de ces derniers, ce qui est d'ailleurs conforme aux vues de cet auteur, qui a constaté que tous ceux qui présentent de l'hypertension sont des intoxiqués dont les humeurs renferment un excès de toxiques, d'acide urique notamment, et que, chez eux, le syndrôme neurasthénie cède au régime et au traitement anti-toxiqne et éliminateur.

La série des symptômes d'ordre névropathique constatés chez les goutteux, les artério-scléreux, les neurasthéniques de cette catégorie peuvent donc être considérés comme tenant à une même cause, l'intoxication et aboutissant à un même résultat, l'amoindrissement du fonctionnement des neurônes (sensitifs, moteurs, vaso-moteurs et psychiques) et de la cellule nerveuse. On conçoit dès lors que le traitement qui convient aux uns convienne aux autres, d'une manière générale du moins, sauf à en modifier les éléments ou le mode d'application suivant la prédominance des troubles observés du côté de telles ou telles fonctions, de tel ou tel organe.

Ressources offertes par la station de Vittel pour le traitement de l'artério-sclérose d'origine arthritique. - La station de Vittel possède de nombreuses sources dont deux seulement sont couramment employées, la *Grande Source* et la *Source Salée ;* une autre, la *Source Marie* l'est accessoirement, soit temporairement, au début de la cure, comme moyen de préparation à une cure plus active, soit exclusivement chez certains malades, en raison de l'irritabilité d'un point quelconque de l'appareil urinaire ou des voies biliaires qui ne permettrait pas l'emploi, sans inconvénient et sans danger de provoquer des douleurs inutiles, de l'eau de la *Grande Source* ou de la *Source Salée;* son action participe de celle de l'une et de l'autre, mais avec une appréciable atténuation qui a souvent son utilité. Quant à la *Source des Demoiselles,* jadis employée, ses résultats cliniques en tant qu'eau ferrugineuse, n'ayant pas justifié suffisamment les espérances du début, elle est aujourd'hui exclusivement utilisée pour les bains, avec les eaux provenant des autres sources minérales voisines.

La cure. — La cure de Vittel est essentiellement une cure de boisson ; les bains, les douches et pratiques hydrothérapiques et physicothérapiques diverses, le massage n'y figurent qu'à titre d'auxiliaires, souvent très utiles d'ailleurs. La durée est généralement de 20 à 25 jours. Les doses habituellement prescrites varient, comme quantité de 100 à 300 gr., et comme nombre, de 3 à 8 et parfois même 9 dans la matinée, soit, au total de 300 gr. à 2500 gr. environ, chiffre maximum rarement atteint, sauf par les malades qui se dispensent d'une direction médicale et qui dès lors forcent généralement les doses et prennent souvent jusqu'à 3 et 4 litres d'eau dans leur matinée. Ces doses sont prises à des intervalles variant de 15 à 30 minutes.

A ce sujet, on peut dire que d'une manière générale, les doses moyennes prises à longs intervalles produisent des effets plus généraux, répartissant leur action sur les divers organes ou appareils qui contribuent à leur élimination, et que les grandes doses, au contraire, prises à courts intervalles, provoquent des effets plus spéciaux : la *Grande Source* sur les reins et l'appareil urinaire en général, la *Source Salée* sur l'intestin et ses annexes.

Tout individu chez qui, soit du côté des reins, soit du côté du foie, existe un état inflammatoire toujours susceptible de s'étendre en surface ou en profondeur, ou un état douloureux toujours susceptible de s'exagérer, ne saurait être traité brutalement par de grandes doses comme les malades livrés à eux-mêmes ont tendance à le faire. Il en est de même de celui dont les reins ou le foie répondent mal à l'excitation sécrétoire habituellement exercée par l'eau, surtout si avec cela le système vasculaire et le cœur laissent à désirer, ce qui est fréquent chez les goutteux, chez qui les lésions artérielles, qui débutent souvent par l'hypertension et se continuent par la sclérose, sont très fréquentes. Les grandes doses toutefois ont leurs indications spéciales, mais, en général, des doses moyennes suffisent pour obtenir les résultats thérapeutiques recherchés, et les petites doses sont souvent indiquées et particulièrement utiles soit quand il faut agir sur la nutrition sans exagérer l'activité du filtre rénal, soit quand il faut ménager l'appareil circulatoire, spécialement au début de la cure et tant que la diurèse thérapeutique ne s'est pas encore établie.

C'est souvent alors qu'on est amené à prescrire et qu'on emploie avec succès les massages généraux ou spéciaux, les exercices mécanothérapiques, les pratiques de la gymnastique suédoise raisonnée et médicalement dirigée et les applications diverses des agents physiques, de la chaleur, de la lumière, de l'électricité. Cette partie, accessoire il est vrai, mais de grande importance quand même, a fait récemment à Vittel l'objet d'installations très soignées et très complètes et fonctionne sous l'habile direction de mon distingué confrère le Docteur Hoffman Bang.

La *Grande Source* dite source diurétique, contient 1 gr. 20 de minéralisation totale, la *Source Salée* 2 gr. 75 ; les deux autres ont une minéralisation intermédiaire. Les principaux éléments de cette minéralisation sont : les sulfates et les bicarbonates de chaux, de magnésie et de soude, les chlorures de sodium et de magnésium, du fer à l'état de carbonate et de crénate, de la lithine, de la silice, du fluor, etc. et une certaine quantité d'acide carbonique libre. La *Source Salée* contient des sulfates de chaux et de magnésie en portion beaucoup plus élevée que la *Grande Source*, et tandis que celle-ci contient une notable proportion de fer, celle-là n'en contient pas.

Les eaux de ces deux sources ont d'ailleurs une action physiologique et thérapeutique sensiblement différente : tandis que l'eau de la *Grande Source* agit spécialement sur l'estomac, sur les reins et sur la nutrition en général, l'eau de la *Source Salée* agit spécialement sur l'intestin et sur le foie, et moins que la précédente sur la nutrition.

Je dirai un mot des deux parce qu'il est souvent utile de combiner leurs effets dans le traitement des conséquences artérielles de l'arthritisme comme de l'arthritisme lui-même et, précisément parce que ces eaux doivent souvent être prises en assez grande quantité, j'insisterai un peu sur la facilité avec laquelle elles sont tolérées par l'estomac et sur leur action dans les distensions gastriques.

Par l'usage de l'eau de la *Grande Source* on constate : du côté de l'estomac, une excitation notable des sécrétions physiologiques et des contractions ; l'acide chlorhydrique est augmenté et la digestion du repas d'épreuve est activée ; les contractions se réveillent au point que le clapotement gastrique matinal disparaît dans un grand nombre de cas après l'ingestion de 1 à 2 doses de 150 à 250 et parfois même de 300 gr.

J'avais déjà particulièrement insisté dès 1890 (1) pour montrer que la dilatation de l'estomac est beaucoup moins fréquente qu'on ne l'a cru et qu'on ne l'a dit pendant longtemps, après la retentissante communication de 1884 à la Société médicale des hôpitaux et les leçons sur les auto-intoxications de M. Bouchard. Quand j'ai repris la question en 1895 devant la Société de Médecine de Paris (2), après avoir fait pendant quatre ans l'examen systématique de l'estomac de mes malades le matin, au cours du traitement matinal et dans la journée, appuyant mes dires sur plus de 2.500 observations, je montrais que, chez un assez grand nombre de malades, il y a du clapotement gastrique au cours de la digestion sans qu'il y ait pour cela dilatation et que ce clapotement est plus ou moins passager ou durable. Quand il est habituel et prolongé, s'il s'agit d'un état analogue à ceux que G. Sée a décrits sous le nom de pseudo-dyspepsie motrice, que M. A. Mathieu désigne sous celui de dyspepsie nervo-motrice, associé à celui que M. Hayem

(1) Cours de thérapeutique hydrominérale professé à l'Ecole pratique de la Faculté de Médecine de Paris 1890.

(2) Contribution aux études cliniques sur la dilatation de l'estomac 1895.

appelle gastrite muqueuse et qui correspondrait assez exactement à la gastrite catarrhale des auteurs allemands. Pour donner à ce syndrôme la dénomination correspondant aux constatations cliniques, tout en évitent l'emploi du mot gastrite, qui ne me paraît pas applicable dans bien des cas de ce genre, et complétant la dénomination de M. A. Mathieu, je propose celle de *dyspepsie nervo-motrice et secrétoire.* On voit en effet, en pareil cas, à côté des troubles moteurs, un hypersécrétion muqueuse abondante, qui favorise le stase alimentaire, conduit à l'insuffisance digestive et aux fermentations secondaires avec leurs conséquences et aboutit ou peut aboutir, si elle n'est traitée à temps, à la dilatation chronique et permanente, à la maladie de Bouchard.

Chez plusieurs malades présentant de la dilatation diurne étendue et prolongée jusqu'à six et sept heures après le repas du matin, on trouve, aussitôt après le repas et pendant une heure à une heure et demie et deux heures : pas de clapotement, pas de signes de distension gastrique ; puis, entre deux et trois heures après le repas, distension et clapotement, s'accentuant de plus en plus pour atteindre leur maximum trois à quatre heures après le repas et persister ainsi pendant deux, trois et quatre heures, c'est-à-dire jusqu'à la cinquième, sixième, septième et huitième heure après la sortie de table.

J'ai même constaté la succession régulière de ces phénomènes parfois lorsqu'il existait du clapotement matinal, mais beaucoup plus rarement qu'en l'absence de celui-ci.

Le repos au lit, la position horizontale favoriseraient dans ces cas la stagnation gastrique.

Il y avait manifestement, dans l'ensemble de ces cas, relâchement des parois de l'estomac et afflux de secrétions après une première période de séjour des aliments en condition normale, en apparence du moins ; car, très souvent, il n'y avait eu jusque là ni signes locaux, ni symptômes éloignés et sympathiques d'un trouble dyspeptique quelconque.

Constatations au cours de la boisson. — Au cours de la boisson de l'eau minérale, prise le matin à jeun, j'ai cherché si l'eau restait dans l'estomac, 1° chez les malades sans dilatation et sans tendance à celle-ci ; 2° chez ceux qui présentaient des signes de dilatation au cours de la digestion ; 3° chez ceux qui présentaient du clapotement matinal au réveil. Or, sauf des cas exceptionnels et très rares, je n'ai pas pu provoquer le clapotement gastrique chez mes malades, quels qu'ils soient, du moins après l'ingestion du deuxième ou du troisième verre d'eau ; je n'ai pas trouvé non plus chez ces sujets de clapotement intestinal, ni aucun autre signe pouvant révéler le séjour de l'eau dans l'intestin.

Il arrive assez souvent, même dans le cas de clapotement matinal, que le clapotement disparaisse au cours de la boisson matinale et ne puisse être perçu peu après l'ingestion du premier et plus souvent du second verre d'eau. Voici, du reste, quelques exemples qui montreront comment les choses se passent.

M. X..., officier, 37 ans, neurasthénique par suite d'excès évidents et avoués, de fatigues de toute sorte, envoyé à Vittel pour goutte atonique, a un estomac souvent douloureux, la digestion toujours pénible avec régurgitations acides durant parfois toute la journée, de la constipation ; lassitude extrême durant sept et huit heures après les repas ; sommeil très mauvais ; bouche mauvaise, pâteuse, état nauséeux et lassitude très accusée au réveil.

Il présente du clapotement le matin au réveil et durant tout l'après-midi, sauf pendant une heure à une heure et demie immédiatement après le repas (au cours desquels il boit très peu) et tous les signes d'une vaste dilatation.

Trois fois. au cours de la boisson de l'eau minérale et une heure et demie à deux heures après, recherche du clapotement : rien, absolument rien d'anormal en apparence du côté de l'estomac.

Autres cas : M. X..., 57 ans, ictère chronique par lithiase biliaire, perte absolue de l'appétit, alimentation par soupes maigres et lait seulement depuis trois mois, amaigrissement très prononcé, vésicule biliaire grosse, dure, sensible.

Clapotement très étendu à jeun et après le repas durant jusqu'au coucher et, sans doute, sans interruption aussi jusqu'au matin.

Plusieurs fois, au cours de la boisson, constatation de disparition à peu près complète d'abord, puis complète, des clapotements, ne reparaissant un peu accusés que si, dans la soirée ou la nuit, il y a eu des douleurs plus vives du côté de la vésicule ou une véritable colique hépatique.

Chez M. X..., 47 ans, coliques hépatiques, dyspepsie, ictère. Clapotement matinal et diurne, rien pendant la boisson et jusqu'après le repas.

Chez les autres malades présentant seulement du clapotement diurne, je n'ai que très exceptionnellement trouvé du clapotement au cours de la boisson, trois fois seulement sur la totalité des cas observés ; il y avait chez ces malades une véritable dyspepsie des liquides, temporaire chez l'un, chronique chez les deux autres.

Le clapotement temporaire, matinal ou diurne, la dyspepsie nervo-motrice et sécrétoire ne sont donc pas un obstacle au traitement de Vittel et de nombreuses observations témoignent des effets favorables de la cure en pareil cas. Cela s'explique d'ailleurs car ce symptôme gastrique apparaît souvent comme nettement en rapport avec l'état général ou avec les autres manifestations. Chez beaucoup de malades, en effet, j'ai noté que sa réapparition, son aggravation et sa durée étaient en rapport direct ou tout au moins en relation manifeste avec l'apparition, l'importance et la durée de telle ou telle autre poussée d'ordre immédiatement ou médiatement diathésique : néphrétique, articulaire, hépatique ou autre, avec des excès de fatigue ou de travail ou bien avec des préoccupations, des chagrins ou une cause quelconque de dépression.

Il est ainsi bien établi, et c'est un point essentiel pour le cas qui nous occupe, que l'eau de la *Grande Source* passe très rapidement de l'estomac dans l'intestin et de l'intestin dans la circulation.

Mon distingué confrère M. Monsseaux a fait à ce sujet une série de recherches et de constatations intéressantes, encore inédites, qu'il veut bien me communiquer et que je suis heureux de pouvoir résumer ici ; elles confirment ce dont m'avait témoigné et ce dont témoigne journellement l'observation attentive des malades en traitement.

Expérimentant sur des chiens porteurs de fistules duodénales permanentes, il a constaté en leur faisant ingérer de l'eau de la *Grande Source :*

1° Que l'eau commence à se déverser dans l'intestin au bout de 30 à 60 secondes ;

2° Que l'écoulement présente son maximum de la troisième à la sixième minute, période pendant laquelle plus des 3/4 et quelquefois la totalité de l'eau ingérée (100 à 200 gr.) sont évacués ;

3° Qu'en procédant par ingestion d'emblée de doses assez fortes (200 gr.), la première s'écoule beaucoup plus lentement que les suivantes, exigeant parfois jusqu'à 15,20 et même 30 minutes pour être complètement évacuée ; les doses suivantes arrivant progressivement à s'évacuer avec une rapidité croissante, en 6 et même 5 minutes ;

4° Que lorsque la première dose ingérée est plus faible (100 gr., par exemple), son évacuation est très notablement plus rapide ;

5° Que lorsque l'expérience est prolongée pendant plusieurs jours consécutifs, l'évacuation totale de l'eau ingérée devient, au bout de quelques jours, plus rapide qu'au début, qu'au contraire, lorsque l'expérience est suspendue pendant plusieurs jours, les évacuations gastriques sont sensiblement plus lentes lors de sa reprise qu'elles ne l'étaient lors de sa cessation et qu'elles ne reprennent la même rapidité qu'au bout de deux à trois jours de continuation ininterrompue d'ingestion de l'eau dans les conditions indiquées.

Il y a là une intéressante démonstration de l'utilité d'une sorte d'entraînement de l'estomac par de petites doses données au début de la cure, en même temps que la confirmation expérimentale des constatations faites sur les sujets en expérience et les malades en traitement, en ce qui concerne l'évacuation rapide de l'eau ingérée, sur laquelle j'ai particulièrement insisté, lorsque la dilatation de l'estomac hantait tous les esprits.

De cette absorption rapide découle une dilution et une diminution de densité de la lymphe et des plasmas interstitiels en général, une augmentation de leur pouvoir dissolvant sur les déchets cellulaires et, par cela même, une véritable épuration cellulaire. Le sang, de son côté, subit les mêmes modifications et, de plus, reçoit les reliquats de ce travail cellulaire, aussi faut il, d'une part, pour que ces actions se produisent et se continuent, que la pression sanguine et la pression des liquides interstitiels, qui sont solidaires, soient normales ou voisines dé la normale et, d'autre part, que l'épuration du sang par les divers émonctoires soit assurée.

Or, c'est précisément cette épuration qui précède et permet les modifications de nutrition surtout à poursuivre qu'assure la cure de Vittel par son action sur les reins, sur le foie et sur les intestins.

L'eau de la *Grande Source*, en dehors de son action favorable sur l'estomac, qui se traduit par la stimulation de l'appétit et des actes digestifs, grâce à la stimulation secrétoire et motrice. exerce une action spéciale sur le rein, activant ses fonctions physiques et physiologiques.

Chez les sujets bien portants, astreints à un régime régulier avec alimentation réglée au point de vue de la quantité et de la qualité, les urines ayant été examinées et analysées pendant plusieurs jours de suite avant la mise en expérience, j'ai constaté une diurèse manifeste quoiqu'encore peu accusée et tardive après ingestion, variant avec les sujets, de 450 à 600 cent. c. d'eau, prises en 3 doses de 150 cent. c. dans le 1er cas, en 3 doses de 200 dans le second, à 1/4 d'heure d'intervalle.

Dès que les doses dépassent 600 à 700 cent. c, pris en 3 doses espacées d'un 1|4 d'heure, la diurèse se produit ; dès qu'on arrive à des doses de 250 gr. par verrées, elle se manifeste presque mathématiquement par une émission survenant après ingestion du 3e verre, quelquefois seulement du 4e, suivie dès lors, d'émissions successives et abondantes qui se répètent le plus habituellement à intervalles variant entre 15 et 20 minutes pendant toute la matinée. Au cours de la boisson ou à la fin se produit souvent une selle molle ou demi-liquide.

L'effet diurétique se manifeste encore après le repas du matin. Rarement il se poursuit au delà, et même lorsque dans l'après midi on fait prendre, à intervalles d'une 1/2 heure, 2 à 3 doses d'eau, de 150 à 200 cent. c., la diurèse ne s'accuse guère.

Cette diurèse se continue ainsi pendant toute la durée de la cure ; mais chez un sujet bien portant ou chez un malade rendant des quantités normales ou hypernormales d'urine, la quantité d'urine éliminée ne correspond pas à la somme de l'urine habituellement rendue et de la quantité d'eau ingérée ; elle reste inférieure d'un 1/6e à 1/8e, suivant les cas et les circonstances diverses tenant à l'individu ou aux conditions atmosphériques ; la transpiration par exercice forcé étant évitée bien entendu.

Dans le cas d'oligurie habituelle, au contraire, l'action diurétique est des plus manifeste et la quantité d'urine éliminée dépasse notablement la somme des quantités d'eau ingérée et d'urine habituellement émise.

Une différence considérable existe entre l'urine rendue au cours de la boisson et pendant toute la période de son élimination et l'urine rendue en dehors de ces circonstances ; la première témoigne d'une diurèse aqueuse ; elle ressemble aux urines des polydipsiques ; la seconde d'une diurèse solide. L'une est limpide, à peu près incolore, ne pèse que 1002, 1001, son point cryoscopique s'abaisse à — 0,14 et même — 0,13 (Monsseaux), elle ne contient que 3 gr , 2 gr. même, d'urée 0/00, l'autre pèse 1020, 1025, quelquefois même davantage et contient 20 gr., 25 gr., 0/00 quelquefois plus, d'urée ; au total, la quantité de matériaux solides éliminée en 24 heures est supérieure à la normale et cette augmentation porte principalement sur les matériaux azotés, urée, matières extractives, acide urique et sur les chlorures.

La plupart de ces phénomènes se produisent chez tous les malades suivant un traitement normal.

Pendant la cure, au début surtout, l'exhalation pulmonaire et cutanée et souvent l'élimination aqueuse par l'intestin sont augmentées : la susceptibilité particulière des organes qui sont le siège de ces éliminations exagérées, l'augmentation de la transpiration et les selles laxatives en fournissent la preuve ; c'est par ces voies diverses que s'élimine l'excédent d'eau ingérée ou produite au cours des combustions intra-organiques qu'on ne retrouve pas dans les urines.

Au point de vue spécial de l'élimination de l'acide urique, j'ai fait des recherches chimiques et micrographiques dont les résultats confirmés depuis par MM. Patézon, Rodet et bien d'autres, m'ont permis d'affirmer, il y a longtemps déjà (en 1874-1875-1876), que la diminution durable de la quantité fabriquée et excrétée après une courte période d'exagération de fabrication et d'excrétion était la conséquence de l'emploi de l'eau de Vittel et c'est là ce qui a fait dire à Mallez autrefois que ce résultat était « une véritable saignée d'acide urique. Lecorché en a constaté de semblables et les a exposés dans son beau traité de la goutte, en donnant le détail des analyses faites sur les urines de ses malades goutteux traités à la Maison municipale de Santé (1884).

Je ne peux reproduire ici les milliers d'analyses avec dosage d'acide urique faites au début, vers le milieu et à la fin de la cure, mais il est intéressant de noter que dans la très grande majorité des cas il y a une diminution des plus appréciable de l'acide urique éliminé dans es 24 heures.

Des analyses portant toujours sur les urines recueillies aux mêmes heures, (mélange des urines de la nuit et du matin au réveil) montrent que cette diminution est généralement de 15 à 25 0/0 dès que la quantité d'acide urique atteint ou excède 0,45 0/00 et qu'elle est d'autant plus marquée que l'urine est plus riche en acide urique et xantho uriques. C'est ainsi que je trouve généralement des chiffres oscillant autour de ceux-ci, que je cite parmi tant d'autres à titre d'exemple : 0,45-0,35 ; 0,44-0,35 ; 0,40-0,34 ; 0,52-0,39 ; 0,59-0,45 ; 0,59-0,43 ; 0,58-0,36 ; 0,59-0,35 ; 0,62-0,50 ; 0,65-0,40 ; 0,60-0,41 ; 0,86 0,35 ; 0,90-0,39 ; 1,17-0,46.

Les modifications appréciables à l'examen microscopique qui se produisent d'une manière à peu près constante au cours de la cure sont : le retour des cristaux vers leur forme normale, la dégradation de leur teinte, leur diminution d'épaisseur.

Plusieurs malades, chimistes, ayant fait régulièrement l'analyse de leurs urines depuis une cure faite à Vittel ont constaté et m'ont signalé que l'acide urique, qui était très notablement au-dessus de la normale avant la cure et qui était tombé au dessous de la normale à la fin de la cure, s'est maintenu tel après pendant huit, dix et douze mois ; l'effet n'est pas toujours aussi durable, mais on peut le tenir pour constant ; il paraît être et est fréquemment de huit à dix mois avec quelques exacerbations passagères.

Du huitième au dixième jour de la cure apparaissent habituellement les symptômes d'une sorte de crise urinaire, si je puis m'exprimer ainsi, qui se traduit par quelques phénomènes généraux, mais surtout par la surexcitation de tout l'appareil urinaire, un peu de ténesme vésical, une sensation de chatouillement vers l'extrémité de l'urèthre, avec sensation légère dans le canal, surtout pendant et immédiatement après la miction. Alors se montrent généralement dans l'urine de nombreux cristaux d'acide oxalique uni à la chaux, au milieu des cristaux uriques encore peu modifiés.

Quelques jours après, l'oxalate de chaux a disparu et déjà les cristaux uriques sont, en général, plus minces, plus réguliers, plus pâles, que dans les préparations précédentes.

A la fin de la cure, l'acide urique se présente généralement sous forme de lames losangiques ou hexagonales incolores ou peu colorées et peu épaisses ; les dimensions de chacun des cristaux sont petites, très petites même parfois et c'est à peine si dans une préparation on en trouve quelques-uns de grande étendue et colorés en jaune plus ou moins foncé.

C'est d'un retour vers la désassimilation normale et la transformation de l'acide urique et des xantro-uriques en général que témoigne l'émission oxalique passagère.

Parfois cependant il y a encore, à la fin de la cure et

au cours des deux à trois semaines qui la suivent, des poussées d'élimination abondante d'acide urique, sous forme de cristaux visibles à l'œil nu ou de sables fins.

Il y a donc durant la cure de Vittel une période pen dant laquelle la désassimilation des éléments azotés est suractivée et il y a élimination d'acide urique et d'acide oxalique encore abondante pendant plusieurs jours, tantôt continue, tantôt intermittente, puis la quantité d'urée reste seule relativement élevée, tandis que celle des xantho-uriques reste en général très notablement diminuée.

Ces modifications marquent l'acheminement vers la régularisation des fonctions de nutrition et se continuent jusqu'à ce que les troubles nutritifs de la cellule se soient amendés comme l'ont fait tout d'abord les troubles digestifs proprement dits.

Je n'ai à peu près rien à ajouter à ces constations déjà anciennes mais toujours vraies, comme l'ont montré d'ailleurs de nombreux travaux parus depuis ceux que je publiais en 1874 et 1876 et notamment ceux de mon collègue M. Patézon, ceux du professeur Ritter, de Nancy et tout particulièrement ceux de Lecorché.

Les résultats constatés par Lecorché ont en effet d'autant plus d'intérêt qu'ils l'ont été à Paris, dans un hôpital, par conséquent sous l'influence de l'eau minérale exclusivement, abstraction faite des autres influences adjuvantes aux quelles se trouvent soumis les malades faisant leur cure aux sources mêmes.

Ils témoignent d'une façon éclatante de la diminution de production et d'excrétion de l'acide urique par l'usage de l'eau de Vittel : trois bouteilles en 6 jours déterminent chez un de ses malades un abaissement remarquable de l'acide urique, qui de 0,516 tombe à 0,056 dans les 24 heures pour remonter à 0,344 et 0,355 trois et quatre jours après la suppression de l eau minérale. »

(Si le malade eut été un diathésique urique il est probable qu'il y aurait eu au contraire, au début de l'usage de l'eau de Vittel, un excès d'acide urique dans les urines et que plus tard seulement il y aurait eu diminution).

Un peu plus loin Lecorché rapporte les résultats d'analyses faites chez un goutteux convalescent d'un accès. Là encore nous voyons la diminution très notable de l'acide urique. De 0,80 il tombe à 0,20, puis à 0,15 en 3 jours et à 0,10 en 7 jours.

L'action physiologique et l'action sur la sécrétion urinaire, celle-ci reflétant les modifications nutritives survenues dans l'organisme sous l'influence de l'eau de Vittel, étant ainsi établies, j'aborde la question de l'*uricémie* qui engendre, entretient ou complique la plupart des maladies qu'on traite à Vittel et peut-être considérée justement comme une des causes principales de l'artério-sclérose.

L'eau de la *Grande Source,* grâce à la facilité avec laquelle elle est tolérée par l'estomac et absorbée par l'intestin, (dont témoignent les constatations faites sur l'état de l'estomac et des intestins et les expériences que j'ai rapportées), grâce à la suractivité qu'elle imprime à la circulation osmotique dans les cellules et, dès lors, aux échanges moléculaires (ce dont témoignent les analyses répétées des urines), grâce à la stimulation qu'elle provoque dans la circulation et la sécrétion des glandes rénales et hépatiques (ce dont témoignent aussi l'examen et l'analyse des urines), réunit les conditions les plus nécessaires pour remplir les indications thérapeutiques que comportent la goutte et l'artério-sclérose.

Ces indications en effet, tous les auteurs le reconnaissent et le proclament, sont dominées par deux d'entre elles, l'épuration de l'organisme, qu'une nutrition imparfaite maintient dans un état permanent d'intoxication, et la modification de l'appareil circulatoire, dont les vaisseaux sans cesse irrités par les poisons endogènes déversés dans le sang, sont tenus en état permanent de tension exagérée et altérés dans leur nutrition. Que l'on admette ou non la présclérose si chaudement défendue par M. Huchard, il ne faut pas oublier que des troubles fonctionnels occasionnels et violents ou des troubles fonctionnels de cause externe peu intenses mais répétés aboutissent à des lésions organiques. C'est là ce qui a fait dire à Charcot : « Il est probable qu'il se produit à la longues des lésions permanentes chez les sujets atteints de manifestations en apparence fonctionnelles ; à M. Achard « la fonction peut être troublée sans que l'organe présente des lésions matérielles proportionnelles, de même que les lésions peuvent exister alors que la fonction s'exécute d'une façon suffisante » et ce qui fait souvent répéter à M. A. Robin : « c'est la maladie de la fonction qui crée la lésion de l'organe. » C'est là aussi ce que semblent parfois démontrer certains succès thérapeutiques dans des cas en apparence très graves, alors que les mêmes moyens restent à peu près sans effet dans d'autres analogues et en apparence beaucoup moins graves.

On ne saurait dès lors rechercher trop tôt pour les traiter sans retard les manifestations primordiales ou prémonitoires de l'artério-sclérose. Or, précisément, le traitement préconisé dans la goutte et l'artério sclérose au début reste le même dans ses grandes lignes, que les auteurs adoptent les idées de M. Lancereaux ou celles de M. Huchard. Ce dernier, partisan de la préexistence du trouble fonctionnel à la lésion organique, rappelle à toute occasion que dans toute maladie à hypertension, angor, goutte, uricémie, aortisme héréditaire, néphrite interstitielle, etc., il faut recourir à la médication hypotensive et ajoute que « comme tout hypertendu par vaso-constriction est un insuffisant rénal, la médication diurétique, favorisant l'élimination des toxines, doit être poursuivie sans relâche. »

Par le régime alimentaire et l'action diurétique, dit-il, les deux indications principales sont déjà remplies : la diminution de la production et l'élimination des toxines.

M. Lancereaux, convaincu au contraire que la manifestation fonctionnelle, l'hypertension, ne survient qu'alors que la lésion artérielle existe déjà, conclut pourtant de même. « Il faut, dit-il, traiter la maladie générale pour s'opposer dès l'origine à l'hyperplasie qui s'opère dans le sein de l'endartère, chercher à arrêter la néphrite artérielle en agissant sur les artères et plus tard combattre les accidents urémiques. Pour remplir ces indications, il faut recourir, en même temps qu'à l'iodure de potassium, aux diurétiques et aux drastiques, en vue d'éliminer les matières excrémentielles toxiques ; aux diurétiques, spécialement quand il y a diurèse insuffisante et dyscrasie ; aux purgatifs, quand les urines sont abondantes.

Dans leur Manuel d'Hygiène thérapeutique du Goutteux, Proust et A. Mathieu disent notamment que l'augmentation de la diurèse est le meilleur moyen que nous ayons de faciliter et d'augmenter la dépuration urinaire parce que c'est le meilleur moyen d'évacuer largement les toxines.

M. Lande, qui ne considère les diurétiques comme indiqués dans l'artério-sclérose qu'autant qu'il y a urémie, estime cependant que l'excès d'acide urique justifie en pareil cas l'emploi des eaux de Vittel, de Contrexéville, etc., disant que « ce à quoi il faut viser, c'est à diminuer l'hypertension sans nuire à la diurèse. »

L'indication théorique de la cure de Vittel, comme moyen prophylactique et thérapeutique dans l'artério-sclérose d'origine arthritique est donc nettement établie et les faits cliniques en démontrent le bien fondé.

IV

Tensions vasculaires observées à Vittel, leur mensuration, leurs modifications sous l'influence de la cure. — J'ai déjà dit comment la cure de Vittel opère l'épuration organique, provoque notamment la disparition des réserves d'acide urique et corps voisins et modifie la nutrition de manière à en empêcher pour longtemps de nouvelles accumulations ; je montrerai maintenant quelle est l'influence de la cure sur les tensions artérielles et artério-capillaires.

Des nombreuses recherches, que je poursuis depuis longtemps sur l'état de la tension vasculaire chez les arthritiques, et de l'importance que j'ai été conduit à lui reconnaître, il me paraît résulter que pour qu'elles donnent tout ce qu'elles pourraient donner, il faudrait pouvoir évaluer les quatre tensions suivantes qui, étant d'origine différente, pourraient fournir d'utiles renseignements sur l'état fonctionnel, si non anatomique, des organes qui lui donnent naissance.

a) Une *tension cardio-artérielle* dans les gros vaisseaux rapprochés du cœur, donnant surtout la notion de la force de l'impulsion cardiaque et de l'état aortique ; *b*) une *tension artérielle* dans les vaisseaux d'un moyen calibre, assez distants du cœur et des capillaires, pouvant renseigner sur l'état des artères et des résistances périphériques ; *c*) et *d*) une *tension artério-capillaire* (1) et une *tension capillaire*, pouvant renseigner sur l'état de la circulation dans les dernières ramifications de l'arbre artériel et dans les capillaires.

On pourrait ainsi espérer que l'étude de chacune de ces tensions et des modifications des rapports qui normalement doivent exister entre elles aiderait à faire connaître le point de départ et parfois la cause des altérations constatées dans l'état circulatoire et à faire exactement apprécier le mode d'action et les indications spéciales de certains agents de la médication cardio-vasculaire.

Normalement, en effet, les diverses influences qui agissent sur le sang et la circulation se font équilibre pour assurer celle-ci, qui, dès lors, se fait sans heurt et sans fatigue pour les organes, tant que l'une d'elles n'ést pas modifiée par une cause quelconque, passagère ou durable et dès que, par des phénomènes de compen-

---

(1) J'ai donné le nom de tension *artério-capillaire* à la tension constatée aux extrémités digitales (celle qu'on évalue avec l'appareil de Gaërtner), parce qu'elle me paraît être indubitablement une tension en partie artérielle et en paatie capillaire.

Si elle était artérielle, cette tension prise au doigt correspondrait toujours à la tension prise au poignet, sauf anomalies anatomiques, comme correspondent les tensions prises dans l'humérale (avec l'appareil de Riva-Rocci) et les tensions prises dans la radiale (avec l'appareil de Potain) Or, il n'en est pas ainsi dans un grand nombre de cas. De plus, on ne constaterait pas une diminution appréciable (parfois plus de 1°) du chiffre de tension dans l'extrémité digitale alors que, celle-ci étant humide, l'adhérence du caoutchouc à la peau gêne le rétablissement de la circulation capillaire cutanée et de plusieurs degres parfois. lorsque par le fait d'une température basse, il y a un tel degré de spasme dans les capillaires artériels que la circulation y est a peu près interrompue.

sation ou d'adaptation, l'équilibre temporairement interrompu se trouve rétabli.

Malheureusement, il est à peu près impossible, du moins quant à présent, de mesurer cliniquement la tension cardio-artérielle et la mensuration de la tension capillaire ne se fait qu'approximativement par des appareils enregistreurs de courbes ou indicateurs d'oscillations qui n'indiquent pas exactement et directement le degré de pression.

Les uns, les pléthysmographes, dont le plus justement réputé est celui d'Hallion et Comte, sont, comme leur nom l'indique, des appareils d'enregistrement et non de numération de pression, enregistrant, sous la forme de tracés, les variations de volume que subit une extrémité digitale suivant l'abondance du sang qui lui arrive à chaque ondée.

Bien que très utile pour certaines recherches et très précis, l'appareil d'Hallion et Comte n'est guère, pour ce motif, employé en clientèle et à l'hôpital à la mensuration des pressions. Il ne l'est guère que pour comparer les tracés du pouls capillaire à ceux du pouls radial fourni par le sphygmographe.

Le tonomètre unguéal d'Aloïs Kreidl (de Vienne), que j'ai fait modifier par M. Verdin en y adaptant une bague exactement graduée, mobile, d'un assez grand diamètre, afin de rendre plus facile et plus exacte la lecture de l'amplitude des oscillations qui indique le degré de tension, est d'une application assez simple pour être utilisé en clinique, mais il ne me paraît pas donner en peu de temps des résultats assez précis pour que je le recommande, sauf pour certaines recherches cliniques spéciales auxquelles ne s'appliquerait pas le pléthysmographe.

Tout ce qu'il m'a permis de constater jusqu'à ce jour, conformément d'ailleurs avec ce que j'ai noté par l'emploi du tonomètre de Gaërtner c'est que la circulation capillaire paraît, d'une manière générale être plus active chez la femme que chez l'homme et qu'il y a des différences très notables dans cette circulation suivant les individus et suivant une foule de circonstances.

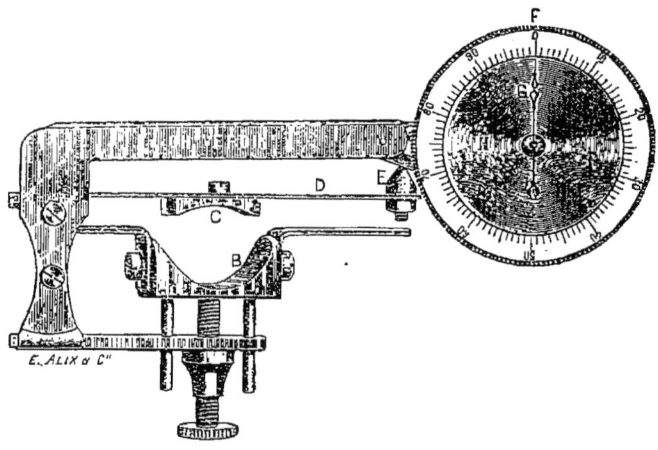

Tonomètre unguéal de A. Kreidl.

Les résultats seraient spécialement comparables à ceux obtenus dans la recherche de la pression artérielle par l'appareil de Hill-Barnard, qui est un véritable sphygmoscope qu'on applique sur le bras et qui indique lui aussi, le degré de tension par l'amplitude des oscillations de son aiguille.

Les deux seules recherches véritablement possibles en clinique courante et qui ont toutes deux une réelle et grande importance sont celles de la tension artérielle et de la tension artério-capillaire. Elles sont surtout pratiquées, la première avec les sphygmomanomètres de Potain et de Riva-Rocci, et le sphygmomètre de Bloch-Verdin, la seconde, avec le tonomètre de Gaërtner. De ces instruments, les deux qui me paraissent mériter les préférences du praticien sont le sphygmomanomètre de Potain et le tonomètre de Gaërtner ; ils sont suffisamment précis, très précis même quand ils sont employés par un même opérateur expérimenté, d'un maniement commode dans le cabinet du médecin comme au lit du malade et facile à apprendre, d'une solidité suffisante et peu encombrants.

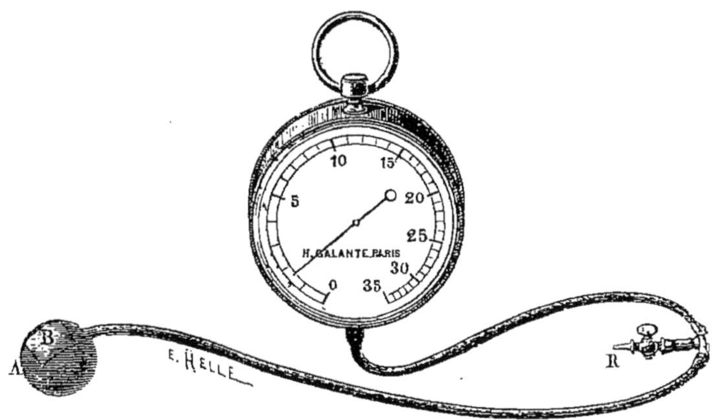

Sphygmomanomètre de Potain.

Ayant décrits ailleurs (1) les appareils de Potain et de Gaërtner avec leur mode d'emploi et les conditions nécessaires à une bonne observation sphymométrique et tonométrique, je n'y reviens pas ; je ne décrirai ici succinctement que le sphymotonomètre que j'ai fait construire

(1) Sphygmotonométrie clinique, par le d[r] Bouloumié. — Rueff et Cie, éditeurs (1905).

en associant leurs éléments essentiels et en les montant sur un même manomètre, afin de pouvoir faire dans les meilleures conditions d'exactitude et de rapidité les deux recherches conjointes qui me paraissent toujours utiles et parfois indispensables pour apprécier, par la mensuration des tensions, si une circulation est normale ou non.

Les faits qui m'ont conduit à ces recherces conjointes et à la proclamation de leur utilité sont les suivants :

Aprés avoir, pendant de longues années, successivement cherché à compléter les résultats de l'inspection et de la palpation des artères et de l'auscultation cardio-aortique par l'emploi du sphygmographe et, plus tard, des divers sphygmomètres, ayant constaté que ces appareils, tout en me fournissant des indications intéressantes, ne pouvaient me donner une entière satisfaction, parce qu'ils ne me rendaient pas compte des divers phénomènes que j'observais chez un assez grand nombre de mes malades, et qu'ils me donnaient parfois des résultats qui me paraissaient contradictoires, souvent incertains et surtout insuffisants, j'ai cherché à faire mieux.

Ils ne me renseignaient pas, notamment, sur l'état de la circulation dans les dernières ramifications de l'arbre circulatoire, là où l'élément musculaire prédominant, débute l'artério-spasme qui aboutit à l'hypertension passagère, habituelle ou constante, laquelle achemine si souvent vers l'artério-sclérose confirmée et cela avait pour moi d'autant plus d'inconvénients que j'observe surtout des malades très sujets aux troubles vaso-moteurs, spasmodiques principalement, les neuro arthritiques. Ne me donnant que le chiffre de la tension maxima dans les artères, ils ne me renseignaient que très imparfaitement sur la tension moyenne, si importante à connaître.

Aussi, lorsque, dès 1899, j'eus connaissance du tonomètre de Gaërtner. qui me paraissait devoir donner une notion suffisamment exacte de la tension artério-capillaire, l'ai-je systématiquement et à peu près exclusivement employé pendant quelque temps.

Je croyais, sur la foi de son auteur et de ceux qui en avaient fait usage, trouver en lui, en même temps qu'un instrument précis et d'application facile, un instrument susceptible de me renseigner plus commodément et aussi bien que les précédents sur l'état de la tension artérielle. J'espérais de plus qu'en même temps qu'il me permettrait d'apprécier exactement la tension artério-capillaire, il pourrait peut être me renseigncr utilement sur la tension moyenne, c'est-à-dire sur les deux facteurs les plus importants pour l'appréciation des phénomènes intimes de la circulation dans leurs rapports avec l'activité vitale des organes, qui se traduit par d'incessants échanges entre le sang et les plasmas, échanges auxquels est si intimement lié l'état de la tension vasculaire dans les organes qu'on lui a fait jouer un rôle essentiel dans le maintien de celle-ci.

Depuis lors, j'ai pu apprécier les qualités et les défauts de l'instrument et c'est là ce qui m'a conduit à faire systématiquement ces recherches conjointes de sphymométrie et de tonométrie.

J'ai vu notamment que la vasomotricité, qui entre en jeu pour modérer les changements de calibre et de pression qui en résultent, étant une propriété spéciale aux artérioles et aux capillaires artériels, provoque dans ces vaisseaux des modifications de compensation plus immédiates, plus brusques et plus accusées que dans les artères et que, dès lors, il faut compter dans les constatations faites au tonomètre, plus qu'avec celles faites au sphygmomètre, avec l'influence nerveuse, centrale ou périphérique, produite par des excitations directes des centres nerveux, de cause psychique ou autres, aussi bien que par des excitations indirectes ou réflexes des surfaces sensibles externes ou internes. J'ai de plus constaté qu'un certain nombre de circonstances peuvent fausser l'observation.

J'ai dès lors établi les conditions qui me paraissent nécessaires à une bonne observation et qui peuvent se résumer ainsi : Il faut que la main soit, pendant l'observation, maintenue sensiblement à la hauteur du cœur ; il faut tenir compte de l'heure de la journée à laquelle est fait l'examen, la tension artério-capillaire se montrant à son minimum le matin, au réveil, après une nuit calme et allant, d'une manière générale, en augmentant du matin au soir, avec quelques oscillations. Il faut procéder à l'examen, le malade étant en état de repos physique et moral, la fatigue faisant baisser la tension, l'exercice l'élevant et le repos l'élevant aussi, mais seulement lorsqu'il a été précédé de fatigue, les émotions la troublant en sens divers, mais, plus généralement dans le sens de l'élévation, à moins d'une émotion très profonde. Il faut, en outre, tenir compte des variations se manifestant au cours d'un même examen, résultant de causes centrales, émotions ou autres, ou périphériques, température basse, constriction antérieure prolongée du doigt : de la différence de tension constatée chez certains sujets d'un doigt à l'autre; de la différence de sexe, les tensions artério-capillaires se montrant, ainsi que je l'ai constaté dès 1900 et 1901,

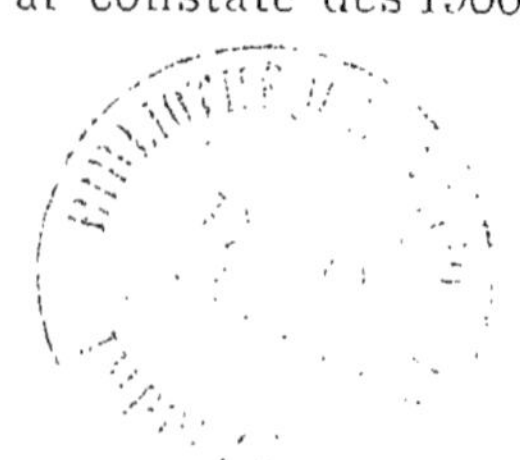

proportionnellement à la tension artérielle. plus élevées chez la femme que chez l'homme; de l'âge des sujets, les tensions allant d'une manière générale en augmentant avec l'âge jusqu'à la vieillesse exclusivement, les tensions artério-capillaires élevées de 14° et au-dessus ne se montrant guère que chez les sujets ayant dépassé la cinquantaine.

Les résultats des recherches tonométriques pouvant être faussés par l'une ou l'autre de ces causes, et croyant reconnaître certains défauts à l'appareil de Gaërtner, que je venais d'employer à peu près exclusivement pendant un an, lui imputant comme erreurs, à tort je l'ai reconnu depuis, certaines constatations paradoxales en apparence lorsque j'employais avec lui et à titre de moyen de contrôle les appareils de Potain et de Verdin, j'ai multiplié systématiquement ces recherches en leur donnant toute la précision possible. C'est à cette occasion que je me suis assuré que les différences exagérées ou paradoxales parfois constatées entre les deux tensions ne tenaient ni à l'inexactitude des instruments ni à des erreurs d'investigation, mais à des troubles circulatoires.

Je me suis dès lors décidé à faire systématiquement la recherche conjointe de la tension artérielle et de la tension artério-capillaire et j'ai constaté qu'il y avait parfois entre l'une et l'autre des écarts anormaux dans un sens ou dans l'autre ; que parfois l'une était normale alors que l'autre était anormale ; que l'une et l'autre ne variaient pas toujours dans le même sens ou dans la même proportion sous l'influence d'une même cause. J'ai été amené par là, pour faciliter mes recherches, autant que pour éviter les causes d'erreurs résultant de l'emploi de deux manomètres, à faire établir, par M. Galante, le sphygmotonomètre qui porte mon nom et qui est aujourd'hui généralement adopté, en utilisant et en associant

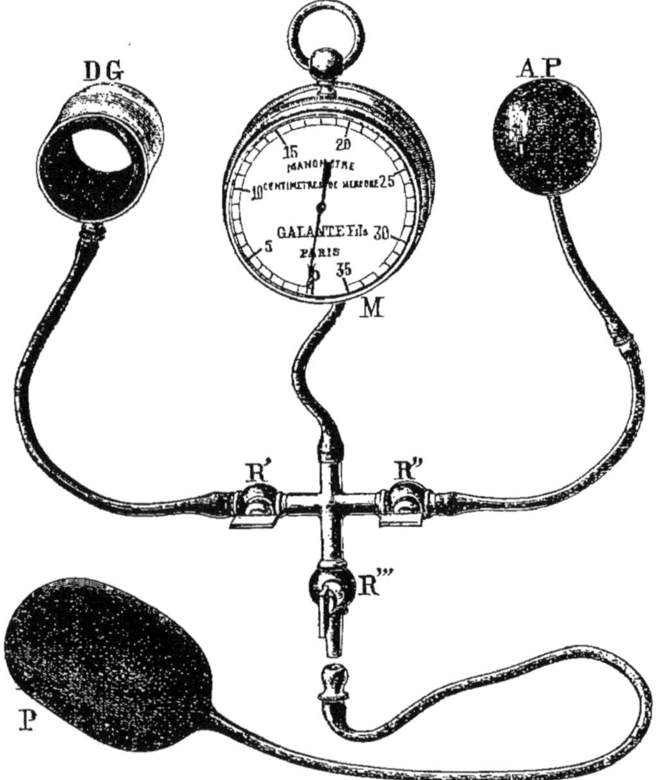

Sphygmotonomètre du docteur P. Bouloumié, de Vittel.

M. Manomètre -- AP. Ampoule de Potain -- DG. Doigtier de Gaërtner.
R' R'' R'''. Robinets. – P. Poire en caoutchouc.

d'une manière très simple l'élément essentiel du sphygmomanomètre de Potain, l'ampoule ou pelote, et l'élément essentiel du tonomètre de Gaërtner, le doigtier.

Mon appareil se compose donc, ainsi que le montre la figure ci-dessus, de 5 organes essentiels : l'ampoule, le doigtier, une poire en caoutchouc, un manomètre, un ajutage métallique en forme de croix, muni de robinets. Chacun des quatre premiers organes est muni d'un tube en caoutchouc aboutissant aux 4 branches de cet ajutage, dont trois portent les robinets, destinés à établir ou à empêcher, suivant les recherches à faire, la communication avec tel ou tel des autres organes de l'appareil.

Pour faire la recherche de la *tension artério-capillaire*. les robinets R' et R''' étant ouverts et le robinet R'' étant fermé, le doigt du sujet est engagé dans le doigtier DG et anémié par compression à l'aide d'un tube de caoutchouc souple. Le manchon du doigtier est gonflé par compression de la poire P jusqu'à ce que l'aiguille marque 23 environ ; puis, le tube de caoutchouc étant enlevé, la décompression est exécutée progressivement et lentement jusqu'à apparition de la rougeur franche de l'extrémité digitale. La lecture du chiffre indiqué alors par l'aiguille du manomètre donne le degré de la pression artério-capillaire.

Pour faire la recherche de la *tension artérielle*, on ferme le robinet R' et on ouvre les robinets R'' et R'''. L'ampoule AP est alors gonflée par compression de la poire P jusqu'à indication du chiffre 4 à 5 du manomètre. Le robinet R''' est alors fermé et l'ampoule AP est appliquée sur la radiale (ou sur la temporale) conformément aux règles établies par Potain.

« Dans l'application du sphygmomanomètre, dit Potain, trois point méritent une attention spéciale : 1° la position de la pelote, dont l'axe doit répondre exactement à la direction de l'artère ; 2° la pression exercée sur elle par l'index, pression qui doit être perpendiculaire à la face antérieure du radius ; 3° la pression du doigt qui tâte la radiale » ; si cette pression est trop faible, les battements ne sont plus sentis avant que la compression de l'artère soit complète ; si elle est trop forte, elle fait disparaître toute perception des battements avant que ceux-ci aient disparu par le fait de la compression par la pelote.

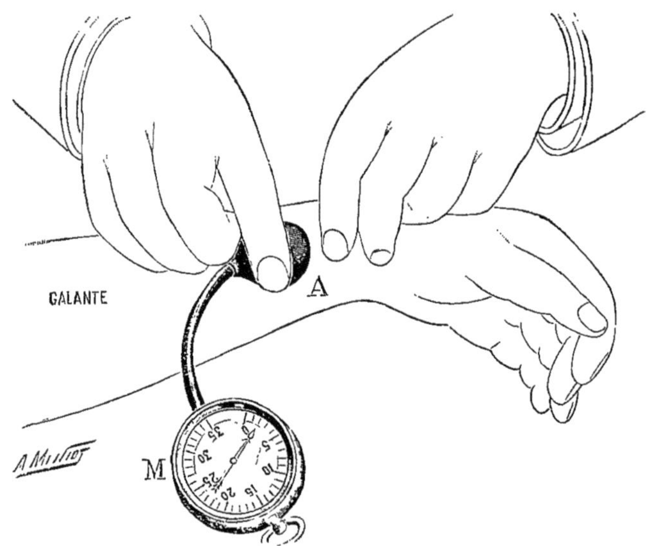

Application de l'Ampoule ou petite pelote du sphygmomanomètre de Potain La même que celle qui est adaptée au sphygmotonomètre.

L'élément essentiel du tonomètre de Gaërtner, qui entre dans la composition de mon sphygmotonomètre est l'anneau ou doigtier, pièce métallique garnie intérieurement d'un manchon en caoutchouc-souple, qui communique d'une part avec le manomètre, d'autre part avec une poire en caoutchouc servant de réservoir d'air. Son application se compose de deux temps : dans le 1er, un

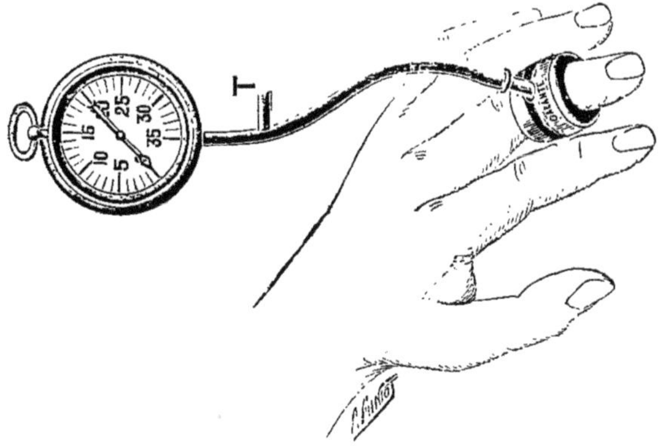

Doigtier de l'appareil de Gaërtner en position (le même que celui qui est adapté au sphygmotonomètre).

des doigts du patient est placé dans l'anneau (qui ne doit pas dépasser la 2e phalange), de manière qu'il ne soit ni comprimé ni trop au large.

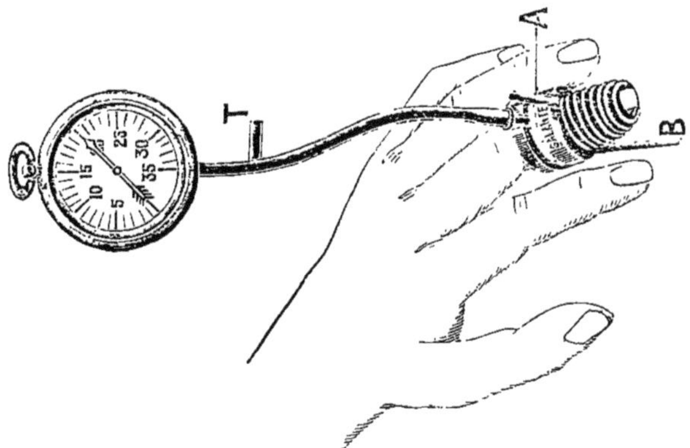

Position du Tube compresseur

L'extrémité inférieure du doigt dépassant l'anneau est

anémiée par compression centripète allant de l'extrémité du doigt vers sa base, à l'aide d'un dé garni de caoutchouc, d'un anneau de caoutchouc, ou mieux, à mon sens, d'un tube élastique faisant l'office d'une bande d'Esmarck A. B.

La poire est alors saisie dans la paume de la main droite et comprimée jusqu'à ce que le manomètre marque de 20 à 25°, suivant le cas. L'air qu'elle contient se rend ainsi, sous une pression correspondant à celle qui est exercée sur la poire, dans le manchon de caoutchouc du doigtier, qui, dès lors, formant sphincter, intercepte la communication entre la circulation centrale et la circulation périphérique.

Dans le second temps, l'anneau, le dé ou le tube en caoutchouc est enlevé ; l'extrémité digitale anémiée apparaît alors blanche ou cireuse. La poire est, à ce moment, progressivement décomprimée par le relâchement de la main de l'opérateur jusqu'à ce qu'apparaissent les signes du rétablissement de la circulation locale : sensation de fourmillement. de picotement ou de pulsation perçue par le sujet et apparition d'une coloration rosée, de tous le plus important.

Dès qu'apparaît l'un de ces signes, la décompression est arrêtée pendant quelques secondes ; si la coloration rouge s'accuse nettement, l'épreuve doit être considérée comme terminée, sinon, il faut continuer la décompression, mais très doucement et sans saccades, jusqu'à ce qu'elle apparaisse (1).

Ayant étudié tout d'abord l'état des tensions dans leurs

(1) Voir pour les détails : *Sphygmotonométrie Clinique* par le Docteur P. Boulomié. Rueff, éditeur.

rapports avec l'âge des sujets dans les deux sexes et l'ayant minutieusement noté dans mon livre sur la sphygmotonométrie clinique, je ne donnerai ici que l'ensemble de mes recherches et de mes constatations pour montrer de quelles précautions je me suis entouré afin d'apprécier exactement les résultats de la cure de Vittel et de permettre à mes confrères soit de contrôler, soit d'étudier ceux d'autres médications sur les troubles circulatoires.

Des chiffres que j'ai publiés et de ceux que j'ai relevés depuis, on peut conclure que, d'une manière générale, les chiffres de la tension vont en augmentant avec l'âge, mais que la proportion des tensions artério-capillaires élevées (dépassant 13°) est, dans la catégorie de malades que je soigne, plus forte chez l'homme que chez la femme avant 50 ans, tandis que ces tensions dépassant 13° sont après 50 ans, plus fréquentes chez la femme que chez l'homme ;

Que la tension artério-capillaire augmente le plus souvent au cours et au moment de la ménopause et reste élevée après celle-ci, quel que soit l'âge auquel elle survient, soit spontanément, soit par le fait de la castration, comme le fait d'ailleurs géneralement la tension artérielle ;

Que, chez le vieillard, la tension artério-capillaire est relativement faible et hors de proportion avec la rigidité de l'artère et la tension artérielle ou du moins avec la résistance à l'écrasement, dont le sphygmomanomètre donne la mesure ;

Que, d'une manière générale, la tension artérielle est plus élevée chez l'homme que chez la femme, tandis que la tension artério-capillaire est sensiblement la même, d'où un rapport de tension différent dans les deux sexes, avec écart plus grand entre les deux tensions chez l'homme que chez la femme ;

Que le chiffre de la tension artério-capillaire correspond assez exactement aux 2/3 de celui qui représente la tension artérielle, tant que celle ci reste dans ses limites normales (oscillant entre les 3/5 et les 2/3 chez l'homme, entre les 2/3 et les 3/4 chez la femme) mais que ce rapport normal de tension s'élève généralement quand la tension artérielle s'abaisse et s'abaisse quand la tension artérielle s'élève ;

Que, chez l'homme, c'est surtout avant 50 ans que la tension artério-capillaire se montre exagérée par rapport à la tension artérielle, tandis qu'après 50 ans, il est fréquent, au contraire, que le rapport de tension soit modifié par élévation du chiffre de la tension artérielle, sans changement correspondant du chiffre de la tension artério-capillaire, tandis que chez la femme, c'est après 50 ans surtout qu'on observe l'élévation exagérée de la tension artério-capillaire et l'augmentation du rapport de tension par diminution d'écart due à cette élévation, mais sans élévation correspondante et proportionnelle de la tension artérielle ;

Que l'exagération d'écart entre les deux tensions est surtout considérable chez le vieillard, homme tout particulièrement. Chez l'enfant et l'adolescent, l'écart entre les deux tensions est moindre que chez l'adulte ; leur formule circulatoire paraît être sensiblement la même que celle de la femme.

De ces considérations, basées sur des constatations précises, il résulte qu'il y a un très réel intérêt à interroger la circulation artério-capillaire en même temps que la circulation artérielle et à bien considérer, pour se rendre compte de l'état circulatoire, les modifications dans le rapport normal des tensions qui peuvent se présenter.

Celui qui n'examinerait que la tension artérielle ne déclarerait-il pas la circulation normale, en ce qui concerne les tensions, s'il constatait 16° à 17° et celui qui examinerait seulement la tension artério capillaire, ne jugerait-il pas a priori la tension artérielle très exagérée par cela même qu'il trouverait 14° à 15°, Or, il peut y avoir avec des tensions artérielles de 16° et 17°, chiffres normaux, un trouble circulatoire très accusé que révèlera la recherche tonométrique, si, par exemple, elle indique une tension artério-capillaire de 15° à 16°, comme je l'ai parfois constaté ; de même, ne trouve-t-on parfois avec 14° et 15° de tension artério-capillaire primitivement recherchée, que 17° à 16° et parfois même 15° de tension artérielle, tandis que, dans d'autres cas, on trouve des écarts de tension absolument exagérés comme dans certains cas de néphrite interstitielle, où j'ai trouvé, avec 23° et 25° de tension artérielle, 11° et 12° seulement de tension artério-capillaire. Or, l'hypertension artério-capillaire ou artérielle et les modifications du rapport des tensions fournissent des indications précieuses au diagnostic et au pronostic. Il faut donc les rechercher toutes deux et c'est pour cela que j'ai institué et que je préconise la sphygmotonométrie et que j'ai fait fabriquer mon sphygmotonomètre qui en rend la pratique facile et rapide et dès lors courante.

Il ne faut pas toutefois demander à cette méthode d'exploration plus qu'elle ne peut donner et notamment de nous renseigner à elle seule sur la nature et la cause de la modification des tensions ou des rapports de tensions et se dire : « A telle tension ou à tel rapport de tension correspond telle maladie, telle lésion ».

Cela, l'étude des tensions ne le dira jamais d'une façon certaine, car c'est affaire d'observation et d'interprétation, c'est-à-dire d'opérations complexes dont celle-ci n'est que le point de départ, surtout en raison des causes multiples qui influent sur les tensions et les modifient et qu'il faut dès lors avoir toujours présentes à l'esprit pour interpréter sainement les phénomènes constatés. De ceux-ci, il ne faut pas l'oublier, les uns sont mécaniques : exagération des contractions cardiaques, exagération des résistances périphériques, augmentation de volume de l'ondée sanguine, aboutissant à l'hypertension ; affaiblissement des contractions cardiaques, diminution des résistances périphériques par relâchement des artérioles et des capillaires artériels, diminution de l'ondée sanguine, aboutissant à l'hypotension ; les autres sont physiologiques et se résument en action du système nerveux et action des secrétions internes des glandes, qui, l'une et l'autre se manifestent en modifiant, par leur influence sur la circulation centrale et périphérique, les conditions mécaniques de la circulation.

Quelle qu'en soit la cause première, les modifications dans la circulation capillaire sont sous la dépendance directe des vaso-moteurs, émanations du grand sympathique, avec leurs centres cérébraux, spinaux, ganglionnaires et périphériques et particulièrement leur centre bulbaire, le fait est aujourd'hui hors de doute.

Quant à l'action circulatoire des sécrétions internes des glandes, elle mérite une attention toute spéciale. Démontrée par les recherches et les expériences de Cybulsky, d'Oliver et de Schœfer en particulier, en ce quiconcerne les capsules surrénales, elle a fait en France depuis quelques années l'objet d'un certain nombre de travaux théoriques d'abord, pratiques ensuite, à commencer par ceux de M. Langlois, de M. Ch. Livon (de Marseille) ; aussi est-il bien établi aujourd'hui que parmi ses sécrétions, les unes sont hypertensives, les autres hypotensives et que parmi les premières sont celles des capsules surrénales, de l'hypophyse ou glande pituitaire, de la rate, de la parotide, du corps thyroïde, du rein ; parmi les secondes, celles du foie, du thymus, du pancréas, du poumon, du testicule, de l'ovaire et de l'amygdale.

Poursuivant ses recherches, M. Livon a constaté expérimentalement que les sécrétions très hypertensives de la capsule surrénale et de l'hypophyse exercent leur action circulatoire par inhibition sur le nerf dépresseur, qui, dès lors, n'agit plus et ne répond même plus aux excitations pour modérer la pression.

Il a constaté de plus, et c'est là un fait du plus haut intérêt, que « lorsque, sous l'influence d'une circonstance quelconque, il y a exagération de la fonction sécrétoire hypertensive, au bout d'un moment, le groupe opposé se met en activité pour compenser l'effet pertubateur et que l'équilibre se rétablit ainsi. »

La connaissance de ces propriétés des sucs glandulaires donne l'explication du mode d'action et des bons résultats de certains d'entre eux et devient le point de départ d'indications thérapeutiques dont les applications cliniques se multiplient et se précisent de jour en jour.

M. Livon, par ces belles recherches, a permis d'ébaucher une théorie qui expliquerait certains états d'hypertension permanente et qui est assurément d'autant plus séduisante que, si elle n'a pu être vérifiée chez l'homme, elle s'appuie du moins sur les expériences de laboratoire qui lui fournissent une base solide. Ils seraient dûs soit à une hyperfonctionnement des glandes hypertensives, soit à un hypofonctionnement des glandes hypotensives, soit à une combinaison de ces deux phénomènes avec prédominance d'action des glandes hypertensives. M. A. Lorand a depuis montré par ses expériences et ses constatations cliniques l'existence de cet antagonisme d'action, notamment entre la sécrétion interne du pancréas et celle de la thyroïde.

Sans pouvoir dire encore quelle est la part qui revient dans la production des phénomènes à l'une ou l'autre des deux catégories de glandes, je suis, quant à moi, tout disposé à admettre, d'après mes propres observations, non seulement l'influence circulatoire des glandes, mais leur antagonisme compensateur. C'est par ces propriétés des glandes à sécrétion interne que je suis tenté d'expliquer la persistance de l'hypertension dans certains cas en apparence paradoxaux, tels que ceux dans lesquels, en l'absence de tout symptôme de néphrite interstitielle, je vois l'hypertension persister malgré des éliminations abondantes de xantho-uriques et de chlorures, agents habituels de l'hypertension chez les arthritiques que j'observe.

Il serait dès lors très intéressant de savoir si, dans les maladies s'accompagnant habituellement d'hypertension, il y a ou il n'y a pas trouble par exagération ou diminution du fonctionnement interne de ces glandes, ce que nous ignorons encore malheureusement.

M. Vaquez attribue, lui aussi, aux glandes hypertensives une importance considérable : « Les recherches de Livon, Martinotti, Bernard et Bégard, etc., dit-il, nous invitent à rechercher, dans tous les cas où les accidents précédemment signalés (amaurose, hémianopsie, aphasie transitoire, certains délires maniaques, convulsions. mort subite) se sont produits, l'état exact des glandes hypertensives, notamment des capsules surrénales, seules capables de provoquer les phénomènes de vaso-constriction qui accompagnent et expliquent ces accidents.

» A l'autopsie d'un de nos malades, mort après avoir présenté pendant longtemps de l'hypertension, nous avons trouvé un adénome de la capsule surrénale. »

Comme M. Vaquez, j'estime que, dans le cas où l'hypertension est due à un trouble des sécrétions internes, un rôle considérable peut et doit être attribué à l'exagération de la fonction hypertensive de la surrénale, (comme à celle du corps thyroïde), mais je suis porté à croire que la théorie qui invoque un déséquilibre entre les fonctions hypertensives et hypotensives est plus près de la vérité que celle qui invoque seulement l'exagération du fonctionnement hypertensif d'une glande ; le cas invoqué par M. Vaquez n'est pas d'ailleurs absolument démonstratif, car, si une production morbide peut irriter une glande et pour un temps provoquer ainsi une hypersécrétion, elle épuise progressivement son activité en altérant ou détruisant ses éléments nobles.

Les mêmes remarques s'appliquent à l'hypotension artérielle permanente, dont le prof. Andrea Ferrannini (de Naples) a étudié (1) une forme spéciale corres-

(1) *La Medicina Italiana*, juillet et août 1903. (Congrès de Méd. int. de Padoue, octobre 1903.)

pondant à celle de l'hypertension constitutionnelle, sous le nom d'hypotension artérielle constitutionnelle, qui serait, elle aussi, d'après cet auteur, susceptible de produire, à la longue, la sclérose vasculaire.

« Cet état, m'écrit M. A. Ferrannini, se montre chez les malades qui, comme disposition individuelle personnelle, habituellement congénitale plus qu'acquise, ont la tendance à l'hypotonie et hypo-élasticité dans les artères de calibre moyen et minime, de sorte qu'on observe une diminution persistante, continue, de cette forme de pression endo-vasale, qui est d'origine plus artérielle que myocardique. »

« La majeure importance dans son étiologie, ajoute-t-il, doit être attribuée à une auto-intoxication par insuffisance fonctionnelle des capsules surrénales dont la sécrétion interne est physiologiquement si nettement hypertonique pour tous les muscles et spécialement pour les fibres du système vasculaire. »

A cette interprétation, je ferai la même objection qu'à celle de M. Vaquez, elle me paraît trop exclusive.

Je dirai néanmoins que j'accorde une grande importance aux constatations de M. Ferrannini, car il me paraît de jour en jour plus évident que l'artério-sclérose n'est pas nécessairement précédée ou accompagnée d'hypertension. J'ai assez souvent, en effet, constaté cliniquement les symptômes de l'artério-sclerose sans hypertension manifeste ; il est bon que l'observateur et le clinicien ne l'ignorent pas.

Depuis l'apparition de ces travaux, l'antagonisme d'action de certaines glandes signalé par M. Livon a été démontré par des faits cliniques, des recherches anatomo-pathologiques et des expériences de laboratoire ; tels les travaux déjà cités de M. A. Lorand démontrant l'antagonisme du pancréas et de la thyroïde. D'autre part, d'intéressantes applications thérapeutiques des sécrétions internes ont été faites pour agir sur les tensions. Celles de l'adrénaline sont connues, de même que celle du suc testiculaire et il semble que grâce à leur emploi sous la forme aujourd'hui très acceptable qui leur a été donnée, (la forme de tablettes), en leur conservant leur activité, les sucs glandulaires vont entrer dans la pratique courante. M. Rénon a récemment utilisé ainsi avec succès l'action hypertensive de l'hypophyse dans les maladies infectieuses, qui s'accompagnent d'hypotension et M. Léopold Lévi celle de la thyroïde.

Je m'applaudis pour ma part d'autant plus de la possibilité d'obtenir ces effets autrement que par injection hypodermique ou ingestion d'organes frais, que ces deux moyens présentent en clientèle des inconvénients qui ne sont pas négligeables. Or, précisément, je considère comme particulièrement utile l'emploi de ces moyens lorsqu'après la cure de Vittel, en l'absence de néphrite, et l'excrétion des réserves uriques et xantro-uriques en général, la pression reste exagérée. Dans ces cas, en effet, on ne saurait attribuer à l'action directe de l'acide urique accumulé dans l'organisme l'excès de tension, puisque celle-ci persiste encore après son évacuation. Dès lors, c'est aux hypotenseurs directs qu'il convient de s'adresser et parmi eux aux sucs hypotensifs. Il y a là une indicatian très nette de leur emploi.

De mes statistiques personnelles, portant aujourd'hui sur plus de 3.500 sujets et dans lesquelles je n'ai fait figurer que les malades régulièrement soumis au point de vue de leurs tensions à l'examen sphygmotonométrique, il ressort que les tensions exagérées se sont présentées surtout chez les goutteux et les sujets à manifestations arthritiques, diverses et multiples.

b) Que, dans les cas de goutte, les tensions élevées, artério capillaires en particulier, se sont montrées dans 50 0/0 des cas environ chez la femme et dans 28 à 30 0/0 des cas chez l'homme ; (cette différence me paraît tenir à ce que la femme ne souffre guère des manifestations articulaires de la goutte que vers la ménopause ou après celle-ci, tandis que beaucoup d'hommes en sont affectés déjà entre 30 et 40 ans, d'où une influence d'âge et de conditions spéciales à ne pas négliger) ; *c*) que dans les cas où la variété et la multiplicité des manifestations, en l'absence d'une manifestation dominante, font inscrire le diagnostic d'arthritisme, les tensions élevées ont atteint la proportion de 40 0/0, tant chez l'homme que chez la femme ; *d*) que dans la gravelle urinaire, urique généralement, parfois uro-oxalique ou oxalique, j'ai noté des tensions élevées dans 30 et 32 0/0 environ des cas, avec un peu moins de fréquence chez l'homme que chez la femme, surtout en ce qui concerne les tensions artério-capillaires (28 0/0 chez l'homme, 35 à 36 0/0 chez la femme) ; *e*) Que chez les lithiasiques biliaires je n'ai constaté au contraire que 17 à 18 0/0 de tensions artérielles et artério-capillaires élevées tandis que les basses tensions, l'artério-capillaire notamment, se sont montrées, chez la femme spécialement, dans 27 à 28 0/0 des cas. Cette fréquence des tensions basses chez la femme présente ici un intérêt particulier par cela même que dans mes statistiques, ainsi d'ailleurs que je l'ai signalé déjà, les femmes atteintes de coliques hépatiques pendant ou peu après la ménopause, c'est-à-dire au moment où, par le fait de l'âge et de la ménopause, les tensions s'élèvent habituellement, sont aussi nombreuses que les femmes jeunes, atteintes souvent peu après un accouchement et bien réglées.

Je dois ajouter que c'est surtout chez les ictériques lithiasiques le plus généralement, que j'ai noté ces tensions basses. Chez les diabétiques arthritiques, j'ai trouvé les tensions élevées dans 60 0/0 des cas ; chez les albuminuriques, les tensions artérielles se sont montrées généralement, mais non constamment, élevées, avec une tension artério-capillaire relativement faible dans certains cas.

D'une manière générale le rapport de tension est abaissé par élévation de la tension artérielle et abaissement souvent marqué du chiffre marqué au tonomètre, par suite du spasme artériel et de la faible circulation périphérique dans la néphrite interstitielle, tandis que j'ai trouvé ce rapport généralement normal ou voisin de la normale dans les cas de néphrite épithéliale qu'il m'a été donné d'observer.

Ces constatations fournissent d'utiles renseignements cliniques et d'utiles indications thérapeutiques.

Envisagées dans leur ensemble elles montrent :

1° Qu'il y a généralement des tensions élevées, exagérées même, dans 35 0/0 des cas environ, chez mes malades, à peu près tous arthritiques, je le répète, les uns ayant depuis plus ou moins longtemps présenté soit une poussée articulaire de goutte, soit une colique néphrétique ou hépatique, mais ayant repris les apparences d'une santé parfaite, d'autres présentant la série plus ou moins complète ou incomplète des divers symptômes abarticulaires ou articulaires de l'arthritisme, allant de la simple courbature lombaire habituelle ou fréquente avec de l'oligurie ou des dépôts uratiques plus ou moins fréquents, aux raideurs articulaires, au malaise général avec céphalalgie, vertiges, angoisse, troubles digestifs à peu près constants et plus tard à l impotence douloureuse permanente avec tuméfaction de certaines articulations, des pieds en particulier ;

2° Que les tensions artério-capillaires se sont montrées proportionnellement plus élevées chez les femmes que chez les hommes ;

3° Que l'âge, le sexe, l'état général des malades paraissait exercer sur l'état des tensions une influence plus marquée que la localisation articulaire, néphrétique ou autre de la diathèse, sauf toutefois dans le cas de certains diabètes et de certaines néphrites, où la tension, artérielle surtout, est manifestement exagérée et dans les cas de lithiase biliaire avec ictère, dans lesquels les deux tensions, la tension artérielle surtout, sont manifestement abaissées ;

4° Que les tensions paraissent souvent en rapport direct avec la rétention d'acide urique et des xantho-uriques, et des chlorures.

Effets circulatoires de la cure de Vittel. — Son action sur les tensions artérielle et artério-capillaire. — Résultats obtenus chez les hyper tendus et artério-scléreux.

C'est tout particulièrement l'influence de la cure de Vittel sur l'état des tensions artérielles et artério-capillaires que j'ai étudiée, depuis 7 ans surtout. Les constatations faites depuis 1905, étant confirmatives de celles que j'avais à cette date consignées dans mon livre sur la sphygmotonométrie clinique, je reproduirai ici ce que j'en disais à cette époque, en y ajoutant quelques considérations complémentaires suggérées par les faits eux-mêmes et par leur rapprochement.

Mes recherches systématiques et précises, portant aujourd'hui sur plus de 3.500 sujets, prennent par leur nombre une réelle valeur, alors surtout que leurs résultats généraux sont confirmés par une série de faits tout spécialement étudiés à titre de contrôle.

Voici ce que j'en disais en 1904 :

Mes recherches tonométriques et sphygmotonométriques, systématiquement pratiquées, avec toute la précision possible en clientèle, ayant porté, au cours des quatre dernières années, sur 1773 de mes malades (1), je me contente de ce chiffre et ne fais pas appel aux nombreuses observations que je possède en outre, avec indications de tensions, quand celles-ci n'ont été prises que pour apprécier s'il y avait ou non hypertension et non pour en mesurer exactement le degré et les variations.

De ces 1773 malades, un certain nombre a été revu un an et deux ans après le premier examen (2), ce qui m'a permis de m'assurer de la persistance ou de la non persistance des résultats constatés lors d'une première cure.

Je n'insisterai que sur les points de mes constatations et observations qui ont un intérêt général.

Variations de pression au cours du traitement quotidien.

(1) J'ai à ajouter aujourd'hui plus de 1800 cas nouveaux à cette statistique. Leur étude confirmant les résultats de cette 1re série, je n'ai rien à changer à ce que je disais en 1904.

(2) Je peux dire maintenant 4 et 5 ans après.

— La partie principale, pour ainsi dire essentielle, du traitement suivi à Vittel consistant dans l'ingestion, le matin, à jeun, d'un certain nombre de verres d'eau (3 à 7 et quelquefois 8), de 100 à 250 et 300 centimètres cubes, à intervalles réguliers et assez courts (15 minutes habituellement, parfois cependant 20 et 30 minutes), j'ai tenu à m'assurer par des explorations nombreuses et répétées des effets immédiats de cette pratique sur l'appareil circulatoire et à saisir les indications qu'au point de vue de la direction de la cure, peut donner l'état des tensions artério-capillaire et artérielle. Voici ce que j'ai observé :

L'absorption de l'eau minérale, qui suit son ingestion de si près que, par un examen attentif, on ne peut quelques minutes après, constater sa présence ni dans l'estomac, ni dans l'intestin, entraîne, *avant* les mictions nombreuses et abondantes que provoque son action diurétique, une *augmentation de tension artério-capillaire* variant de 1 à 2 degrés généralement et parfois de 3 et même 4 degrés et une tension artérielle correspondante en général, quoique relativement moins accusée habituellement.

Cette exagération de tension, généralement modérée et de courte durée, paraît être constante.

Quand il y a évacuation retardante du liquide ingéré, fait que j'ai observé dans 8 à 10 % des cas environ, au lieu d'évacuations successives dès après l'ingestion de la 3e et la 4e dose, ce qui est pour ainsi dire la règle, il y a parfois exagération comme intensité et comme durée de cette hypertension, qui peut alors ne pas être sans inconvénient et même sans danger et nécessite des précautions spéciales. J'ai cru, depuis longtemps déjà, devoir attirer l'attention sur ce fait.

Je suis, d'après mes constatations, porté à attribuer ce retard dans la sécrétion, tantôt à une insuffisance de la glande rénale, tantôt, mais plus rarement, à la stase sanguine dans le réseau abdominal.

Je l'ai généralement constaté dans les cas où l'hypertension était manifeste, mais parfois aussi quand il y avait hypotension. Il doit être tout spécialement surveillé et traité différemment, suivant les circonstances, circulatoires en particulier. C'est alors que j'ai souvent et depuis longtemps prescrit, suivant les indications, tantôt de prendre pendant 1, 2 ou 3 jours une dose de théobromine, tantôt de boire l'eau étant couché, et chez quelques malades de la boire réchauffée par adjonction d'un peu d'eau très chaude, tantôt de prendre une ou deux purgations.

On ne saurait admettre, dans la généralité de ces cas, que le retard dans l'élimination soit, comme MM. Gilbert et Lereboullet l'ont vu chez les cirrhotiques, dû à un retard dans l'absorption aqueuse de l'intestin, par pléthore, car, d'une part, je ne retrouve pas l'eau dans l'intestin, et, d'autre part, ces éliminations urinaires retardantes se sont manifestées souvent en dehors de tout symptôme pouvant faire diagnostiquer un trouble de circulation porte.

Cette eau reste donc probablement en partie dans les plasmas, mais sûrement en assez grande partie dans le sang ; des recherches hématologiques en cours (que les exigences de la clientèle ont malheureusement retardées) me permettront, j'espère, de dire prochainement dans quelle proportion. Je rechercherai en même temps si la rétention intermittente des chlorures n'est pas la cause de ces éliminations retardantes et dans quelle mesure l'hypertension peut et doit être attribuée à cette rétention chlorurée et à la quantité d'eau absorbée (1).

Pendant toute la période qui sépare l'ingestion des premières doses d'eau des mictions abondantes, il y a élévation de la tension vasculaire, qui s'accompagne parfois d'un peu de céphalalgie et plus souvent de vertiges ; mais aussitôt que les mictions s'établissent et mieux encore si, en même temps que ces mictions, il y a des évacuations alvines, laxatives ou purgatives, la tension s'abaisse et arrive au chiffre le plus bas observé chez le sujet (chiffre trouvé au réveil, après une nuit calme), parfois même un peu au-dessous, chez les hypertendus notamment. Les chiffres que j'ai relevés m'ont montré que généralement ces différences dans les tensions observées dans ces circonstances ont été d'autant plus accusées que la tension initiale était plus éloignée de la normale, alors surtout qu'elle était supérieure à celle-ci.

C'est ainsi que dans les cas de tension artério-capillaire allant de 10°5 à 12°, j'ai noté des différences de 1° à 1° 50 et que dans les cas de tension supérieure à 12°, j'ai trouvé des différences de 1 à 2° généralement et parfois des différences allant jusqu'à 3°, une fois même jusqu'à 4°. J'ai noté aussi que les tensions s'élevaient d'autant plus que les mictions étaient plus tardives après l'ingestion de l'eau minérale et que ces évacuations retardantes s'observaient dans un certain nombre de cas de tension

(1) J'avais déjà en 1896, noté l'exagération de l'élimination des chlorures au cours de la cure ; je l'ai encore constatée depuis et des recherches nouvelles de mon collègue, M. Monsseaux, l'ont pleinement confirmée.

élevée et parfois aussi, mais moins souvent, dans le cas de tension basse.

L'élévation de la tension chez les hypotendus ne pouvant être que favorable, je me suis peu préoccupé de celle qui se produisait chez eux, j'ai même cherché à activer la sécrétion urinaire en poussant à l'exagération de cette élévation en quelque sorte physiologique de la tension artério-capillaire ; je me suis au contraire préoccupé de l'hypertension qui se manifestait chez les sujets en état de tension artério-capillaire déjà hypernormale. J'ai été conduit ainsi à modifier assez souvent la formule habituelle du traitement et à mettre en usage des moyens accessoires ou adjuvants, absolument différents dans les deux catégories de cas, et je peux dire que cette pratique m'a été d'une réelle utilité. Je suis ainsi arrivé le plus généralement à obtenir rapidement une régularisation des tensions artérielle et artério-capillaire et de l'élimination urinaire et, fait intéressant à signaler, ces résultats une fois produits se sont ensuite maintenus, malgré la cessation de tout moyen adjuvant, pendant toute la durée de la cure.

Mes distingués confrères de Vittel, MM. Burais, Finck et Monsseaux m'ont, les uns et les autres, communiqué les résultats de leurs recherches, qui sont absolument confirmatifs de ceux que j'ai déjà publiés et que je reproduis ici, en y ajoutant l'appoint de ceux que j'ai observés depuis.

Causes, effets et durée de cette élévation de tension. — Les causes de cette hypertension peuvent être rapportées, d'une part, aux qualités physiques et chimiques de l'eau et aux quantités ingérées, de l'autre, à l'état circulatoire.

L'eau ingérée en certaine quantité et rapidement, à une température de 11 degrés, qui est franchement froide et en donne la sensation nette, peut, par cela même, provoquer une hypertension réflexe, que je vois, chez certains sujets, se manifester brusquement dès l'ingestion par de la céphalalgie et du vertige.

Sa composition chimique, considérée au point de vue qualitatif ou quantitatif, ne saurait avoir d'effet circulatoire immédiatement après l'ingestion d'une dose, mais il en va tout autrement quand il en a été ingéré une certaine quantité. Il y a lieu dès lors d'envisager en même temps les effets pouvant résulter de la composition de l'eau et des quantités ingérées, surtout dans les cas d'élimination retardante.

Quand il en a été ingéré, en une demi-heure à une heure, 700 à 1.500 grammes, et jusqu'à 2.000 grammes (7 verres de 300 grammes) en une heure et demie, doses élevées que les malades dépassent trop volontiers, surtout quand ils se passent de direction médicale, il faut bien admettre qu'il y a, à des degrés divers et pendant un temps, assez court chez certains sujets, assez long chez d'autres, une augmentation appréciable de la masse sanguine qui peut contribuer à produire de l'hypertension. Cette hypertension est sans aucun doute d'autant plus marquée que l'adaptation vasculaire est moins rapide et moins parfaite en raison de l'état anatomique ou spasmodique des vaisseaux et que les échanges entre le sang et les plasmas sont moins actifs; aussi s'observe-t-elle surtout à un degré assez élevé chez les sujets arrivant avec une élévation de tension qui témoigne d'un trouble circulatoire, sinon d'une lésion déjà existante.

Dans les conditions pour ainsi dire physiologiques,

conditions habituelles chez les sujets à tension voisine de la normale, cette hypertension est limitée par le fait de la faible minéralisation de l'eau et de la nature de ses constituants minéraux aussi bien que par le fait de sa faible densité eu égard à celle du sérum sanguin d'une part, et par le fonctionnement normal des diverses parties de l'appareil cardio-vasculaire, d'autre part.

Par l'absorption de l'eau minérale, le sang devient, en effet, plus fluide et acquiert des propriétés qui facilitent sa circulation ; en même temps, les échanges entre le sang et les plasmas interstitiels, qui contribuent si largement à régulariser la pression intra-vasculaire et à maintenir sa constance, sont activés.

De plus, l'appareil circulatoire étant sain et fonctionnant normalement, l'organisme est suffisamment protégé contre ces variations excessives de tension par les divers moyens de défense, si bien étudiés par Wertheimer, F. Franck, Stephani et cela, grâce au balancement entre les circulations centrale et périphérique, aux circulations locales, aux divers réseaux vasculaires qui constituent de véritables réservoirs sanguins, toujours prêts à fournir et à recevoir.

L'hypertension constatée au cours du traitement matinal, se produisant dans ces conditions et restant dans ces limites, est utile en ce qu'elle active la nutrition, favorisant d'une part les échanges nutritifs, la résorption et l'élimination des déchets organiques, la circulation de la lymphe et la résorption des exsudats, et, d'autre part, les éliminations par les divers émonctoires, les reins en particulier. Elle est donc un élément thérapeutique de valeur, tout particulièrement dans les maladies traitées à Vittel.

Quand, au contraire, l'hypertension existe déjà et quand, par l'ingestion d'une certaine quantité d'eau, elle s'exagère plus encore qu'elle ne le fait dans le cas de tension normale, il paraît certain que les divers moyens de défense normaux de l'organisme n'entrent pas suffisamment en jeu, par le fait d'un trouble fonctionnel ou d'une modification pathologique dans l'état des vaisseaux et que, dès lors, il y a quelque danger à la provoquer, surtout si elle se maintient pendant un temps trop long. Il y a donc lieu, en pareil cas, de la modérer et de la rendre d'aussi courte durée que possible.

Telles sont les diverses constatations et considérations qui m'ont conduit à prescrire passagèrement, dans les diverses circonstances où j'ai constaté des tensions anormales et dans celles où le traitement ne provoque pas ses effets immédiats habituels, c'est-à-dire une prompte et abondante diurèse, divers moyens accessoires.

Quelles que soient les conditions où elle se produit et quelle qu'ait été sa durée, cette hypertension est suivie à très court intervalle d'une *diminution de tension*, dès que l'action diurétique s'est manifestée et surtout lorsque celle-ci s'est accompagnée d'action laxative.

De plus, je le rappelle, quand l'action diurétique s'est une fois manifestée normalement après quelques jours d'élimination retardante, elle se continue telle généralement jusqu'à la fin de la cure.

Il se passe là quelque chose d'analogue à ce que l'on observe souvent sous l'influence de la digitale.

Par la répétition quotidienne de l'hypotension relative, succédant à une courte période d'hypertension, on obtient généralement de la cure une diminution de tension chez les hypertendus, et, fait intéressant à noter, on obtient aussi fréquemment un relèvement appréciable des tensions, mais chez les hypotendus seulement.

J'ai noté la diminution des tensions de la tension artério-capillaire, notamment dans 50 % des cas environ depuis 4 ans, l'augmentation de tension dans 20 à 25 % des cas suivant les années et la persistance de tensions sans changement dans 25 à 30 % des cas (1).

L'abaissement de tension s'est produit le plus souvent quand il y avait primitivement hypertension et l'élévation du chiffre de la tension s'est manifestée surtout dans les cas de tension initiale faible, égale ou inférieure à 10° pour la tension artério-capillaire, à 14° pour la tension artérielle.

Diminution de la tension artérielle. — La diminution de la tension artérielle a d'une manière générale suivi celle de la tension artério-capillaire. On peut trouver l'interprétation de ces faits en considérant que les tensions élevées se sont rencontrées le plus fréquemment chez les goutteux florides, vigoureux, et des arthritiques à manifestations multiples et, chez la femme particulièrement à l'âge de la ménopause. Or dans ces conditions, l'excès, manifeste le plus souvent, d'acide urique et de corps voisins de la série xantho-urique dans l'économie et dans le sang, peut être considéré comme une des causes principales de l'augmentation de tension. Il est donc naturel de trouver dans un moyen éliminateur de

(1) Dans ma nouvelle série de cas, je suis arrivé, suivant les années, à des chiffres un peu différents, mais sensiblement les mêmes dans l'ensemble, avec toutefois un peu moins de tensions augmentées et un peu plus de tensions sans changement appréciable. (Je ne note le changement comme appréciable que quand il dépasse 1°).

ces substances hypertensives un élément de diminution de tension.

Il paraît en être de même, quoiqu'à un moindre degré, des chlorures, dont l'action semble s'ajouter à celle de ces substances excrémentitielles.

Quoiqu'il en soit, je l'ai maintes fois constaté moi-même, et mes confrères, MM. Burais et Monsseaux notamment, m'ont communiqué une série d'analyses qui le démontrent, l'abaissement de la tension correspond généralement à la diminution de la quantité de l'acide urique et des corps xantho-uriques trouvés dans les urines vers la fin de la cure.

Ceci tendrait à donner raison à Haig, qui, en 1898, reproduisant ses assertions antérieures sur l'influence vaso-constrictive de l'acide urique, affirmait que les hypotenseurs n'agissent qu'en débarrassant le sang de l'acide urique ou en entravant sa production, tout comme, depuis lors, MM. Ambard et Beaujard ont cru pouvoir dire : « Il n'y a d'hypotenseurs permanents que les médicaments amenant une déchloruration ». Ces opinions malgré leurs exagérations, renferment évidemment une part de vérité, bien que d'autres auteurs, Croftan notamment, dans un important travail sur le rôle des bases alloxuriques dans la production des altérations cardio-vasculaires, aient cherché par des expériences directes à montrer que c'est à ces bases et principalement à la xanthine et à l'hypoxanthine qu'il faut attribuer l'augmentation de la tension artérielle, et non à l'acide urique.

J'ai pu, en ce qui concerne les *tensions artérielle et artério-capillaire*, m'assurer de la persistance des résultats chez un assez grand nombre de malades un an et plusieurs années même après mes premières constatations et en considérant les tensions, suivant qu'elles étaient restées sans changement, qu'elles avaient augmenté, ou qu'elles avaient diminué, je notais en 1904, en ce qui concerne la tension artério capillaire, que : parmi les tensions qui s'étaient élevées, 63 % étaient au-dessus de 10°50 ; 19 % allaient de 10°50 à 12°5 ; 18 % allaient de 13 à 14°, tandis que parmi les tensions qui s'étaient abaissées, 61 % étaient au-dessus de 13° ; 25 % allaient de 13 à 14°, et 14 % seulement étaient au dessous de 11°. Quant aux tensions restées sans changement, ce sont en très grande majorité des tensions moyennes allant de 10°50 à 13°. Des résultats analogues se sont manifestés en ce qui concerne la tension artérielle, qui se montre généralement sujette à moins de variations que la tension artério-capillaire. J'ai noté souvent la persistance d'abaissement de 2° à 2° 1/2, quelquefois même 3°, chez des artério-scléreux à tensions habituellement élevées, parties de 20° et 19° et descendues, sous l'influence de la cure, à 18° et 17°, mais je dois dire immédiatement que dans les cas favorables, ceux où il y a eu persistance de tension diminuée chez les hypertendus et augmentée chez les hypotendus, un régime et un traitement convenables ont été suivis dans l'intervalle des deux cures.

De ces constatations on peut conclure à une concordance assez marquée entre les résultats immédiats et les résultats ultérieurs de la cure et au bénéfice réel que procure celle-ci au point de vue des troubles circulatoires liés à la toxhémie xantho-urique et à la rétention chlorurée.

En ce qui concerne les élévations de tension obtenues

dans les cas de tensions basses, sur lesquelles j'aurai à revenir, c'est en partie sans doute à l'élimination des substances hypotensives, mais surtout à la stimulation générale de l'organisme qu'il faut les attribuer, à moins que ce ne soit à une action excitante sur la sécrétion interne des glandes hypertensives ou une action empêchante sur les glandes hypotensives, ce qui reste encore à l'état d'hypothèse.

S'il faut en effet faire une part à l'élimination de substances hypotensives anormalement produites ou retenues dans l'organisme comme dans l'ictère, il faut aussi faire une part à l'amélioration obtenue du côté de l'état général, car on peut dire, avec Chéron, tant qu'il ne s'agit que de tensions abaissées, que « la tension artérielle est le critérium de la vitalité ». On a de nombreux exemples de la vérité de cet aphorisme quand on étudie l'état de la tension au cours des maladies et particulièrement dans les maladies infectieuses.

Quoi qu'il en soit des théories, les faits considérés dans leur ensemble montrent : 1° que la cure de Vittel abaisse généralement la tension chez les hypertendus, la relève assez souvent chez les hypotendus et souvent régularise le rapport de tensions ; 2° que généralement l'abaissement de la tension et la régularisation du rapport de tensions sont corrélatifs à l'épuration organique par élimination des xantho-uriques et des chlorures formés ou retenus en excès ; 3° que les symptômes subjectifs, liés à l'état circulatoire et au retentissement sur le système nerveux de la surcharge uratique et chlorurée de l'organisme, s'amendent par la disparition de celle-ci ; 4° que dans certains cas, ce n'est pas à l'hypertension, du moins dans les parties de l'appareil circulatoire que les moyens employés permettent d'explorer, qu'il faut attribuer les phénomènes subjectifs qui font porter le diagnostic d'artério-sclérose; 5° qu'il y a des cas d'artério-sclérose manifeste sans hypertension généralisée ; 6° que l'examen sphygmotonométrique est nécessaire pour bien diriger la cure et l'hygiène du malade, mais qu'il ne faudrait pas exagérer son importance, pas plus que celle de l'hypertension, au point de négliger les autres moyens d'exploration ; 7° qu'il faut se garder de considérer l'artério-scléreux comme guéri par cela seul qu'on a vu chez lui la tension artérielle s'abaisser.

Quelques chiffres, dont je pourrais multiplier considérablement le nombre, permettront d'apprécier le bien fondé de ces conclusions ; je les établirai en envisageant successivement les cas *(a)* d'abaissement des tensions en rapport avec l'abaissement du taux de l'acide urique et des xantro-uriques trouvés dans les urines ; *(b)* de persistance de tensions élevées malgré une diminution notable de la quantité d'acide urique trouvé dans les urines ; *(c)* d'abaissement des tensions sans qu'il ait été constaté de diminution sensible dans l'élimination uratique ; *(d)* d'abaissement marqué des tensions aprés éliminations abondantes de xantho-uriques et de chlorures ; *(e)* de régularisation des tensions et de diminution très sensible et parfois de la disparition de l'arythmie cardiaque, après élimination abondante d'acide urique.

1° Abaissement des tensions en rapport avec l'abaissement des taux de l'acide urique urinaire :

N° de l'observ.	Age	MALADIE	TENSIONS		ACIDE URIQUE	
			à l'arrivée	au départ	à l'arrivée	au départ
166	55 ans	Goutte	25°/14°5	20 5/14°	0.50	0.46
168	42 »	Arthritisme	21°/13°	18°5/11°5	0.45	0.35
311	49 »	Coliques néphrét.	21°/13°	18 5/11°	0.58	0.34
326	56 »	Goutte	23°5/12°5	19°2/12°6	0.46	0.43
351	62 »	Gravelle urique	23°/14°	19°8/14°	0.86	0.35
359	39 »	Goutte	19°/12°	16°/12	0.52	0.38
387	51 »	Goutte	20°/11°5	18 5/12°	0.60	0.48
390	? »	Goutte	22°/14°5	18°2 12°	0.62	0.40
603	53 »	Arthritisme	2 °/13°5	16° 13°	0.62	0.45
609	57 »	Pyélo-néphr. calculeuse	21°/12°	18°5/13°	0.6[illegible]	0.39
630	54 »	Neuro-arthritisme	20°/16°	18°8 14°	0.56	0.44

Cet abaissement de tension s'est manifesté dans la proportion de 65 à 70 °/° de ces cas avec hypertension, suivant les années.

5

2° *Persistance de tensions élevées malgré une diminution notable de la quantité d'acide urique trouvé dans les urines.*

Nos	Age	TENSIONS		ACIDE URIQUE	
		à l'arrivée	au départ	à l'arrivée	au départ
69	38 ans	20 5 16°	19 5/13°5	0 65	0.45
353	? »	19 5/12 5	19°/11 5°	1.30	0.47
439	52 »	19°/14°	19°/12°	0.55	0.40
579	60 »	21°5 15°	21 5/15°	0.62	0.46

Ces constatations n'ont été faites que dans la proportion de 10 à 12 °/₀ des cas avec hypertension, et le plus souvent dans des proportions variant des 2/3 aux 3/4, suivant les années, alors qu'il y avait albuminurie légère, de 0,35 à 0,05. Généralement la quantité d'albumine a progressivement diminué avec la quantité d'acide urique.

3° *La régularisation du rapport de tensions* s'est montrée souvent corrélative à l'épuration xantho-urique, consécutivement à de grosses décharges d'acide urique et corps voisins. On en trouve plusieurs exemples dans les cas avec hypertension rapportés ci-dessus. J'y ajouterai les deux suivants, où il n'y avait pas d'hypertension :

N° 89 F, 60 ans. — Tension à l'arrivée : 16°5/14°5 ; au départ : 15°/11°
N° 15 H, 48 ans. — » » : 15°5/14°5 ; » : 17°/13°, 15°/10

Dans ces deux cas, comme dans beaucoup d'autres analogues, il y a eu une diminution des plus notables de l'arythmie.

4° *Abaissement des tensions sans qu'il y ait eu constatation de diminution nettement appréciable d'acide urique.* Ex. :

N° 163 II, 60 ans, neuro-arthritisme, artério-sclérose avec tous ses symptômes, albuminurie légère (0,15 °/₀₀). Tensions, 21°4/14°, tombées à 19°/12° ; acide urique, 0.38 et 0,37.

N° 431 II, goutte, albuminurie légère, de 0.25 à 0,10 et au-dessous à la fin de la cure. Tensions, 20°2/11°, tombées à 19/11, avec acide urique 0,38, sans changement.

N° 14, neuro arthritisme, élimination de substances azotées toujours au-dessous de la normale. Tensions : 19°/10,5, passées à 16°/11°2, avec urée portée de 4,50 à 7,25 et acide urique abaissé de 0.25 à 0,23 seulement.

Il est à remarquer que, dans ces cas, la quantité d'acide urique primitivement notée était faible et que dans deux d'entre eux il y avait albuminurie ; or, nous avons déjà vu cela dans les cas de persistance de tensions élevées, malgré une diminution notable dans les quantités éliminées d'acide urique. Il paraît dès lors évident que la néphrite modifie habituellement les résultats habituels de la cure et, le plus souvent, d'après mes observations, en maintenant les tensions à un chiffre élevé, malgré la dépuration xantho-urique.

Pour arriver à des conclusions plus précises que celles que je présente, il faudrait, mais le temps manque pour cela, faire le dosage quotidien de l'acide urique et corps voisins dans l'urine des malades, car les éliminations critiques qui se produisent au cours de la cure ne sont pas continues et la teneur en acide urique et xantho uriques varie parfois considérablement d'un jour à l'autre, sans qu'aucune cause, alimentaire ou autre, puisse être invoquée pour expliquer ce phénomène, qui est manifestement un des effets de la cure. Assez souvent je constate plusieurs de ces débâcles au cours de la cure ;

parfois elles ne surviennent qu'à la fin et je trouve dans quelques cas plus d'acide urique au départ qu'à l'arrivée ; mais, le plus souvent alors, une analyse, faite peu après le retour des malades à leur domicile, a fait constater l'abaissement du taux de l'acide urique, tel qu'il se produit habituellement sous l'influence de la cure. La crise ou une crise d'élimination uratique s'était produite au moment du départ, voilà tout.

Un de mes collègues, le dr Finck, a observé sur ses malades de Vittel et a écrit que la tension artério-capillaire varie dans le même sens que le poids de la molécule élaborée moyenne (dont l'élévation est due à la forte proportion de xantho-uriques dans l'urine), et que, dès lors, la variation de la tension artério-capillaire décélerait la variation de poids de cette molécule élaborée moyenne et par là même l'état des échanges moléculaires, c'est-à-dire de la nutrition. Il a cru remarquer, en outre, que l'elévation de la tension artério-capillaire s'accompagnerait de rétention chlorurée et son abaissement d'une décharge chlorurée, sans toutefois qu'on puisse établir une relation de cause à effet entre ces deux phénomènes ; enfin, que le rapport de Nacl au point cryoscopique de l'urine, exprimant normalement les modifications de l'activité circulatoire du rein, varie en sens et en proportion inverses du rapport des tensions et que, dès lors, on peut être assez exactement renseigné sur l'état de la circulation rénale en étudiant le rapport de tensions. Si ces constatations se confirmaient et se présentaient avec le degré de netteté qui leur est attribué, elles seraient du plus haut intérêt clinique, mais, n'ayant pu les vérifier et ne pouvant dès lors les appuyer par des observations et des recherches personnelles, je me borne à les mentionner, en faisant toutefois observer que les variations de la tension artério-capillaire sous l'influence de certaines causes internes. émotion, et de certaines causes externes, abaissement marqué de la température, empêcheront de conclure toujours avec certitude à des variations correspondantes dans le poids spécifique de la molécule élaborée moyenne et les échanges nutritifs, ainsi qu'à des variations de sens inverse à celui des rapports de tensions dans l'état circulatoire du rein.

Revenant à celles que j'ai pu faire chez mes malades et les interprétant, je suis conduit à des conclusions un peu différentes de celles qui ont généralement cours.

a) Si, en effet, on peut dire que dans la majorité des cas c'est à l'excès d'acide urique et de xantho-uriques en circulation que peuvent être imputées l'hypertension et les autres symptômes de l'artério-spasme ou de l'artério-sclérose, on ne peut dire qu'il en soit toujours ainsi, les cas mentionnés ci dessus et bien d'autres en témoignent et il faut reconnaître qu'en dehors de la présence en excès de ces substances excrémentielles et des chlorures, il est d'autres causes qui agissent comme productrices de l'hypertension chez les arthritiques, comme chez tous les autres sujets, et que, dès lors, si on peut légitimement considérer le traitement hydro-minéral de Vittel et ses anologues comme toujours utile chez les intoxiqués par les déchets xantho-uriques, qu'il faut toujours et quand même épurer, on ne saurait le préconiser à l'exclusion detout autre dans l'artério-sclérose, même alors que celle-ci indique spécialement un traitement rénal.

b) L'hypertension est un symptôme fréquent, très fré

quent même, mais non constant de la toxhémie urique, avec lequel il faut compter et qu'il faut combattre, surtout en s'attaquant à sa cause, mais il ne faut pas lui attribuer une importance exagérée et surtout exclusive et, dès lors, s'attacher seulement à provoquer l'abaissement des tensions dans l'artério-sclérose et moins encore considérer celle-ci comme guérie quand on a fait baisser celle-là. Il en est des tensions comme de la fièvre ; il faut en rechercher la cause pour la combattre et le traitement ne doit s'adresser directement et presque exclusivement à elles que lorsqu'elles s'exagèrent au point de constituer par cela même un danger.

c) Chez certains sujets l'hypertension est la règle et ne s'accompagne d'aucun des symptômes qui chez d'autres se manifestent, même avec des tensions moindres ; tel un de mes malades, dont la tension artérielle ne descend pas au-dessous de 20° et ne présente en dehors de ses manifestations arthritiques aucun symptôme subjectif ou objectif d'artério-sclérose, pas même d'artério-spasme.

d) Lorsque, par le fait de la cure de Vittel, il y a eu élimination abondante d'acide urique et corps voisins, sans qu'il y ait eu abaissement des tensions et une diminution nettement appréciable des symptômes subjectifs d'artério-sclérose, il faut chercher la cause de la persistance de l'hypertension dans le fonctionnement du système nerveux, dans l'état de la sécrétion interne des glandes, soit qu'il y ait exagération des secrétions hypertensives, soit qu'il y ait insuffisance de sécrétions des glandes hypotensives, ou bien dans l'état du rein, et surtout dans la néphrite interstitielle en évolution. C'est alors qu'il faut faire intervenir les divers moyens paraissant correspondre le plus directement au cas observé et dont je dirai plus loin quelques mots.

De ces dernières constations et des très nombreuses observations que j'ai recueillies, je peux conclure que la cure de Vittel, si nettement favorable dans l'arthritisme et ses manifestations urinaires, néphrétiques, hépatiques et articulaires, constitue un moyen préventif efficace de l'artério-sclérose et un moyen d'hygiène thérapeutique des plus utiles encore pendant le cours de la maladie, mais alors dans des conditions spéciales d'application; 2° que l'usage de l'eau de la *Grande Sourcc* spécialement peut et doit être continué avec persévérance, en raison de son action sur les phénomènes de la nutrition, aboutissant à la diminution de production des déchets toxiques de celle-ci, comme en raison de son action diurétique qui maintient la perméabilité et l'activité des reins et évite ainsi, grâce à une épuration continue, l'accumulation des produits de la désingration organique qui tendent à encombrer l'organisme et à altérer la nutrition des vaisseaux.

Il faut toutefois procéder avec circonspection dans certains cas. Dès qu'il y a polyurie notamment, il ne faut employer que de petites doses, capables d'agir sur la nutrition en diminuant la production de déchets azotés par une meilleure transformation de l'albumine et non d'activer la polyurie aqueuse. Ce n'est que lorsque ces modifications se sont produites et lorsque l'insuffisance rénale, spécialement envisagée au point de vue de l'excrétion de ces éléments toxiques, a diminué, ce dont témoigne l'analyse, qu'on peut les augmenter progressivement, mais toujours lentement et avec prudence, sans arriver jamais à des doses dépassant ensemble 1000 à 1200 grammes d'eau.

Quand il y a polyurie aqueuse habituelle et quand par l'usage méthodique de l'eau cette polyurie augmente, si surtout la composition des urines ne se modifie pas par l'augmentation de l'élimination d'urée et autres constituants azotés et si, en même temps que ces modifications ne se produisent pas, les tensions ne baissent pas, il faut l'abandonner. Alors en effet la néphrite interstitielle est déjà assez avancée pour que le rein soit inapte à supporter sans danger une excitation qui aboutirait à une augmentation, plutôt funeste, de la diurèse aqueuse par exagération d'activité du filtre rénal sans augmentation d'activité de la fonction épuratrice de la glande. En pareil cas, la source salée est parfois utilement substituée à la Grande Source, en raison de son action sur le foie et sur l'intestin et constitue ainsi une précieuse ressource de la cure de Vittel.

Dans les cas favorables on voit diminuer les vertiges, la céphalée, l'insomnie, la pollakyurie et la polyurie nocturnes, les symptômes d'angor, la dyspnée nocturne, la dyspnée d'effort, et assez souvent on note, en même temps que la diminution des tensions, la diminution du retentissement aortique et de l'arythmie plus ou moins accusée, que je constate assez fréquemment.

Parmi les moyens accessoires, que, suivant les circonstances, j'emploie volontiers à titre d'adjuvants de la cure, je citerai : *a*) particulièrement au début de la cure : Les infusions chaudes de reine des prés, de fleurs sèches de fèves de marais (une tasse au lever, une 1/2 heure avant la première dose d'eau), l'eau minérale additionnée, au moment même de la boire, d'eau minérale chaude, parfois une purgation, dans les cas spécialement où il y a, soit pléthore abdominale, soit constipation ; parfois pendant 2 à 3 jours, une dose de théobromire ou de santhéose, le tout dans le but de déterminer au plus tôt la diurèse sans amener une exagération d'hypertersion, temporaire il est vrai, sous l'influence du traitement, mais pouvant ne pas être sans inconvénient, quand il n'aboutit pas immédiatement à ce résultat.

b) au cours de la cure : les bains tièdes modérément chauds suivis de frictions ; le massage général avec massage spécial des lombes et du ventre et tout particulièrement le massage abdominal dans le cas de pléthore abdominale et en quelque sorte de bloquage du rein par ralentissement de la circulation dans le réseau veineux formant le système porte ; les courants de haute fréquence, suivant la méthode de d'Arsonval. En ce qui concerne ceux-ci, je dois à la vérité de dire que je n'en ai pas obtenu les résultats, généralement favorables, que j'en espérais d'après ce qui en a été dit, bien que leur application ait été faite par mon confrère M. Burais, exactement dans les conditions qui ont été indiquées et avec le plus grand soin (1).

J'ai prescrit autrefois le petit lait, à prendre en certaine quantité dans le cours de l'après-midi et je n'y ai renoncé qu'en raison de la difficulté de m'en procurer

(1) Nous avons obtenu des résultats appréciables dans 20 0/0 des cas environ, c'est loin, on le voit, des proportions annoncées. Nous n'avons rien obtenu quand il avait de la néphrite interstitielle. Les cas favorables ont été ceux dans lesquels il y avait des tensions instables, généralement élevées avec ralentissement marqué de la nutrition. Sous leur influence, en effet, nous avons constaté une augmentation notable de l'urée et une régularisation du rapport de l'acide urique à l'urée. Quand le traitement a été abandonné, comme ne produisant pas l'effet désiré, il ne l'a été qu'après 7 à 8 séances, pratiquées généralement de deux jours l'un.

dans les conditions où je l'aurais désiré. Je suis d'autant plus disposé à en tenter de nouveau l'emploi que le lacto-sérum préconisé par M. P. L. Blondel, et qui n'est autre que du petit lait stérilisé à froid, par filtration à travers la bougie, injecté à la dose de 10 centimètres cubes, d'abord chaque jour pendant une semaine, puis tous les deux jours, puis à plus longs intervalles, a paru, au dire de MM. A. Robin et Huchard, aussi bien que de son auteur, donner des résultats manifestement favorables contre l'hypertension et les autres symptômes de l'artério-sclérose.

A ces moyens pourront s'ajouter maintenant les bains médicamenteux de toute sorte, la mécano-thérapie active et passive et les mouvements gradués de la gymnastique suédoise, médicalement prescrits et dirigés grâce aux installations que vient de recevoir le nouvel établissement physico-thérapique, où se trouvent réunis tous les moyens de traitement par l'eau, la vapeur, la chaleur, la lumière et les divers appareils mécano-thérapiques, et à la présence constante dans cet établissement d'un distingué spécialiste, le Dr Hoffman Bang, qui a la surveillance et la direction de ces services et est chargé personnellement de l'exécution des pratiques qui ne sauraient être confiées à d'autres qu'à un médecin expérimenté.

Ceci dit, cherchons à établir à quelle catégorie de malades touchés par l'artério-sclérose peuvent convenir, je ne dis pas seulement les eaux diurétiques de la Grande Source et les eaux laxatives de la Source Salée de Vittel, mais la cure de Vittel, c'est-à-dire l'ensemble des moyens qui dans la station concourrent au traitement, et quelle place doit occuper Vittel parmi les stations auxquelles peuvent être utilement adressés les arthritiques artériels, cardio-artériels ou cardiaques.

Indications des diverses eaux minérales et cures hydrominérales dans les affections circulatoires.

Encouragés par les tentatives de traitement des maladies de cœur dans les stations allemandes et les succès publiés, non sans quelque exagération, par les frères Schott, de Nauheim, notamment en 1887 et 1892, les médecins français. parmi lesquels MM. Huchard, Teissier (de Lyon), Landouzy, Barrié, A Robin, font prévaloir cette idée, déjà émise par Constantin Paul, que les cardiaques peuvent suivre un traitement hydro-minéral à la condition que la lésion ne soit pas méconnue et préconisent, dans des cas et dans des périodes déterminées de certaines cardiopathies, les cures thermales, mais plutôt et avec raison pour traiter l'état circulatoire et ses conséquences que la cardiopathie proprement dite, la lésion, contre laquelle dans l'immense majorité des cas on est à peu près désarmé.

Justice est ainsi rendue aux travaux cliniques de quelques hydrologues qui jusque là avaient fait, sans grand succès, des efforts pour convaincre de l'efficacité de leurs eaux dans les maladies de cœur ; tels, entre autres : Michel Bertrand, du Mont Dore ; Dufraisse, (Chaudes-Aigues, St Nectaire, Bagnols de Lozère) ; Gubian, de La Motte, dans l'Isère ; Coulomb et Bourillon, de Bagnols-les Bains ; Taberlet et Chiaïs, d'Evian.

Depuis lors. des articles importants, de M. Huchard (1894) et de M. Barié (1896) notamment, précisent autant qu'il est possible à ce moment les indications des diverses stations et plusieurs travaux font connaître les résultats obtenus dans un certain nombre d'entre elles ; ceux notamment de MM. de Bosia, Piatot, à Bourbon-Lancy ; Blanc, à Aix-les-Bains ; Censier, Hannequin, Joly, à Bagnoles de l'Orne ; Taberlet, Chiaïs, Bergougnian, à Evian ; Laussedat, Jean Heitz à Royat ; de Ranse, à Néris ; P. Bouloumié, à Vittel, si bien qu'aujourd'hui nous possédons quelques données certaines nous permettant de faire bénéficier cardiaques et vasculaires des cures thermales dont ils étaient à peu près tous systématiquement écartés par la plupart des médecins.

A cet excès de prudence il faut éviter maintenant d'opposer un excès d'audace, et cela, dans l'intérêt des malades, qui est en même temps celui des stations, et savoir choisir entre celles-ci celle qui convient à chaque cas déterminé et ne lui attribuer que la part d'effet favorable qu'elle peut produire.

Il faut savoir tout d'abord et faire savoir, ainsi d'ailleurs que la plupart de ceux qui se sont occupés de la question le reconnaissent, qu'il n'est pas de cure thermale capable de résoudre les exsudats valvulaires tant soit peu anciens, les rétrécissements, pour ainsi dire cicatriciels des orifices, l'artério-sclérose confirmée, mais que des cures bien conduites peuvent être poursuivies sans danger par un grand nombre de cardiaques et d'artério-scléreux, et même peuvent amener des améliorations symptômatiques des plus appréciables et préserver ces malades des manifestations si pénibles et des accidents si graves dont ils sont menacés du fait de leur lésion.

Les faits cliniques en témoignent et l'on peut s'en

convaincre aisément en parcourant les travaux publiés depuis quelques années sur le traitement hydro-minéral des maladies de l'appareil circulatoire, cardiopathies, artériopathies et phlébopathies. Je leur emprunterai ce qui est essentiel pour caractériser autant que possible les indications de chaque station et en arriver à préciser de même celles de la cure de Vittel.

Je parle ici de stations et de cures et pas seulement d'eaux minérales, parce que dans le traitement des malades atteints de troubles circulatoires, plus encore que chez bien d'autres, il faut tenir grand compte, en même temps que de la nature de l'eau, de certaines conditions plus ou moins spéciales à chacune d'elles, notamment : altitude, climat, genre de vie, pratiques physico-thérapiques, technique, etc.

Les diverses eaux employées sont : *a*) les eaux thermales simples ou peu minéralisées (dont il *semble* qu'on puisse expliquer l'action par la température, l'ionisation des éléments constituants, les gaz, rares et autres, la radio-activité, les modes d'emploi ; *b*) les sulfurées sodiques faibles ; *c*) les chlorurées sodiques faibles et moyennes, plus ou moins riches en acide carbonique ; *d*) les sulfatées-bicarbonatées calciques ; *e*) les bicarbonatées sodiques.

Parmi les eaux de 1re catégorie je citerai :

Bagnoles de l'Orne, qui, depuis l'important travail de M. Censier, s'est fait une spécialité justifiée du traitement des phlébites et des troubles de circulation veineuse, surtout liés au rhumatisme et portant sur les réseaux veineux sous-cutané et musculaire, plus que sur celui des cavités et des organes internes.

M. P. R. Joly, qui a étudié l'action de la cure de

Bagnoles sur l'état de la tension artérielle, nous la décrit comme hypertensive ; « elle peut, dit-il, se résumer en deux choses :

1° Vaso-constriction des capillaires, évacuation plus complète des veines qui se vident et s'aplatissent, hypertension d'origine périphérique ;

2° Renforcement de l'énergie du cœur, augmentation de l'ondée ventriculaire, hypertension d'origine centrale cardiaque. »

Néris. M. de Ranse a, notamment en 1896, dans une étude sur le traitement hydrominéral de l'angine et des pseudo-angines de poitrine, montré, en s'appuyant sur 63 observations, les bons effets de la cure de Néris dans les phénomènes angineux d'origine névrophatique et constaté de nombreux cas de guérison dans ces cas de fausses angines de poitrine ne tenant pas à une coronarite mais à la névralgie, parfois avec hyperhémie du plexus cardiaque et en rapport avec un état névropathique général, l'état diathésique neuro-arthritique, une toxi-infection.

Dans le groupe des eaux thermales sulfurées sodiques faibles, on trouve :

Aix-en-Savoie. — M. L. Blanc a publié en 1896 ses premières observations démontrant l'utilité des eaux d'Aix dans les affections cardiaques d'origine rhumatismale et tout particulièrement dans les cas d'insuffisance mitrale chez de jeunes sujets. Dans un travail plus récent (1902), fait en collaboration avec M. Guyenot, il insiste sur les bons effets d'un « traitement consistant dans la combinaison du traitement par la douche-massage d'Aix alternée, avec les bains artificiels de Nauheim et le mécano-thérapie, installés à l'Institut Zander . Il constate l'élévation de la tension artérielle.

Les indications de ce traitement seraient d'après ces auteurs : 1° les endocardites de date récente, d'origine rhumatismale ; 2° les cardiopathies d'origine goutteuse ; 3° les dilatatations du cœur et la dégénérescence graisseuse, toutes les fois que l'organe, grâce à un soulagement de travail, peut reprendre graduellement une énergie nouvelle.

Bagnols (Lozère). Dès 1851 et 1857, Dufraisse de Chassaigne montre les bons effets des eaux de Bagnols dans l'endocardite chronique rhumatismale ; Hermantier en 1879, Coulomb en 1885 et Bourillon en 1887, concluent de même.

Parmi les eaux chlorurées-sodiques, faibles et moyennes, je signalerai tout particulièrement *Bourbon-Lancy*, qui, avec ses eaux chlorurees sodiques, bicarbonatées mixtes, iodurées, arsenicales, éminemment radio-actives, attire, depuis quelques années surtout, un grand nombre de cardiaques. M. Piatot, en 1898, en 1900 et en 1905, a publié des études spéciales d'un haut intérêt sur le traitement des cardiopathies dans cette station. De ses constatations, il résulte que les malades pouvant être utilement traités à Bourbon-Lancy sont :

(a) Spécialement les rhumatisants, les cardiaques valvulaires, jeunes surtout, porteurs d'endocardite avec lésion, mitrale d'ordinaire, plus ou moins bien compensée, pouls instable, mobile, fréquent, mal frappé et pression artérielle faible. L'endocardite récente rhumatismale, surtout chez les enfants, dit M. Piatot, constitue une des indications les plus précises du traitement hydrominéral des cardiaques. Ces résultats favorables

sont obtenus dans l'insuffisance mitrale avec hyposystolie.

(*b*) Les cardio-artériels, particulièrement à la période de pré-sclérose, chez lesquels, à l'aide du bain, de l'eau en boisson, des sudations et des massages, il obtient un abaissement de la tension artérielle.

(*c*) Les cardiopathies fonctionnelles, parmi lesquelles en premier lieu, la pseudo-hypertrophie cardiaque de croissance, la tachycardie paroxystique ; en second lieu, le goitre exophtalmique et l'angine de poitrine névrosique.

La Motte (Isère). — M. Gubian, en s'appuyant sur d'intéressantes observations a préconisé les eaux de cette station dans les diverses affections cardiaques, d'origine rhumatismale.

Brides-les-Bains. — (Eaux sulfatées-chlorurées, carbo-gazeuses). La cure de Brides qui comporte généralement l'usage combiné des eaux de Brides et de Salins-Moutiers, provoque, tant par la boisson que par la balnéation, une déplétion périphérique qui aboutit à une diminution des stases viscérales, à l'abaissement de la tension vasculaire et, par là même, à une diminution du travail du cœur. Elle agit de plus d'une manière marquée sur l'adipose cardiaque et relève ainsi la force de l'organe. Elle trouve ainsi des indications, en même temps que dans l'adipose, dans les maladies mitrales et tricuspidiennes qui, par la stase veineuse, provoquent des troubles digestifs autant que circulatoires. M. d'Arbois de Jubainville la conseille en outre dans la sclérose cardio-rénale après la cure de Vittel dirigée contre l'imperméabilité rénale.

Parmi les eaux sulfatées-bicarbonatées calciques et magnésiennes, il n'y a guère à signaler que celles de Vittel, en raison des travaux que j'ai publiés sur l'action circulatoire de la cure et les modifications favorables qu'elle apporte chez les arthritiques hypertendus et artério-scléreux.

Parmi les bicarbonatées sodiques, je citerai tout spécialement *Royat*, dont les bains carbo-gazeux naturels exercent sur la circulation une action manifeste, que M. Landouzy qualifie d'orthopédique. La cure de *Royat* paraît en effet, d'après les travaux de M. Laussedat et de MM. Landouzy et Jean Heitz spécialement, agir comme modificateur de la circulation dans le sens de la restauration de son fonctionnement physiologique. Elle exerce une action directe sur la circulation, indépendamment de toute question pathogénique, provoquant le plus souvent l'abaissement de la tension artérielle. Sous son influence, l'invalidité, les claudications du cœur s'améliorent, tout cela bien entendu à la condition que la cure soit bien dirigée et appropriée à chaque cas particulier.

St-Nectaire. — (Eaux bicarbonatées-chlorurées sodiques, riches en acide carbonique). En raison peut-être de son altitude (680 et 700 mètres), St-Nectaire ne reçoit pas spécialement des cardiopathes. Toutefois, chez les Brightiques faiblement hypertendus traités par l'eau en boisson et chez les Brightiques hypertendus et les cardiopathes rhumatisants (type Bouillaud) traités par les bains tempérés à pression d'acide carbonique, M. Porge a noté une stimulation de la circulation périphérique amenant une appréciable diminution du travail du cœur, d'où une amélioration dans les phénomènes circulatoires.

Dans une de ses toutes récentes leçons cliniques, M. Huchard résumait ainsi son appréciation sur les eaux minérales françaises appliquées aux maladies circulatoires.

« La France est admirablement dotée et mieux que tous les autres pays pour le traitement hydro-minéral des maladies de l'appareil circulatoire.

« Pour ne citer que les principales, nous avons :

« *Bourbon-Lancy*, avec ses eaux éminemment radio-actives, pour les cardiopathies rhumatismales ;

« *Brides*, avec ses eaux laxatives, carbo-gazeuses pour les cardiopathies liées à l'adipose ;

« *Royat*, avec ses eaux carbo-gazeuses, pour le traitement de la présclérose et des déviations de la tension artérielle ;

« *Evian*, avec ses eaux diurétiques faiblement minéralisées, pour le traitement rénal des cardiopathies artérielles et particulièrement indiqué quand il y a complication d'éréthisme cardiaque ;

« *Vittel*, avec ses eaux diurétiques et ses eaux laxatives, pour le traitement plus actif de ces mêmes cardiopathies, alors qu'elles sont liées à la goutte ou aux lithiases urinaires ou biliaires.

« Ces diverses médications, et notamment ces deux dernières, qui correspondent à des degrés divers d'un même état, se complètent et peuvent être utilement alternées ;

« Enfin *Bagnoles de l'Orne*, avec ses eaux thermales, peu

minéralisées, pour le traitement des maladies du système nerveux. »

De mon expérience personnelle, en ce qui concerne la cure de Vittel, je ne peux conclure qu'à ceci, mais je crois pouvoir le donner comme certain, en raison du très grand nombre d'observations sur laquelle j'appuie mes dires :

De même que l'usage habituel d'eau de la *Grande Source,* de préférence alterné de temps à autre avec celui d'autres eaux minérales moins minéralisées et diurétiques, est utile aux prédisposés à l'artério sclérose et aux artério-scléreux, une cure par ces mêmes eaux et par l'eau de la *Source Salée,* prise alternativement avec elle, dans certain cas, peut être chez un bon nombre d'entre eux utilement prescrite.

Elle peut être suivie sans dangers ni inconvénients, à la condition d'être surveillée et dirigée conformément aux indications fournies par l'état artériel, cardio-artériel et circulatoire en général, spécial à chaque cas, sur lequel l'examen du malade, aidé par les recherches sphygmotonométriques et l'analyse des urines, renseigne exactement tout médecin attentif.

Elle m'a donné des résultats manifestement favorables chez les arthritiques, goutteux ou graveleux, chez lesquels existaient les symptômes divers de l'artério-sclérose imminente, commençante ou confirmée et notamment l'hypertension.

En 1896, j'écrivais : « de même que la cure de Vittel est sans action sur les déformations osseuses de nature goutteuse, de même elle est sans action sur l'état scléreux des artères et il peut y avoir danger à provoquer l'hypertension artérielle, que je signalais tout à l'heure comme une des premières conséquences de l'absorption d'une quantité d'eau assez élevée, qui peut ne pas être assez rapidement éliminée », et je terminais en demandant qu'on envoie à Vittel les goutteux avant qu'ils ne soient des artério-scléreux confirmés, de même que les malades présentant les divers symptômes de Brightisme et non des Brightiques confirmés.

Je reste convaincu que c'est en effet en pareil cas que la cure donnera le maximum de résultats utiles, mais, ayant depuis étudié de plus près les modificaiions circulatoires, notamment en ce qui concerne les tensions artérielle et artério-capillaire, et les moyens de régler la cure de manière à éviter les inconvénients et les dangers que je signalais, j'ajoute qu'on peut faire faire la cure de Vittel avec grand avantage aux artério-scléreux, bien que mon opinion reste la même en ce qui concerne la lésion anatomique établie. On atténue grandement en effet, par l'action diurétique et laxative des eaux, administrées avec les précautions voulues et avec l'aide des moyens adjuvants que permet aujourd'hui le perfectionnement de la technique et des installations, les manifestations et les accidents qui en sont la conséquence. De même qu'à Bourbon-Lancy et Royat on améliore les cardiaques plutôt que les cardiopathies, de même à Vittel on améliore les artério-scléreux plutôt que l'artério-sclérore, mais on enraye sa marche progressive quand on la traite au début ; aussi puis-je dire, d'après les observations aujourd'hui nombreuses que je possède, qu'on peut avec avantage traiter à Vittel non seulement les arthritiques malgré l'artério-sclérose, mais les artério-scléreux par arthritisme, alors surtout qu'ils sont encore dans la période des accidents articulaires, néphrétiques ou autres, pourvu qu'ils ne présentent pas cet état d'éréthisme cardiaque qui semble devoir faire préférer à Vittel soit Evian, soit Néris, suivant qu'il y a lieu de poursuivre l'élément rénal ou l'élément nerveux de leur état.

Quant aux cardiopathies cardio-artérielles, je ne peux en dire qu'une chose, c'estque celles que j'ai rencontrées chez mes malades envoyés à Vittel pour des manifestations arthritiques diverses, malgré leur existence et non en raison de leur existence, non seulement n'ont pas été aggravées, mais que leurs symptômes se sont généralement modifiés favorablement. Mon expérience personnelle ne me permet pas d'aller au-delà et de dire, même en procédant par analogie, ce qu'en dit M. Bergougnian en parlant d'Evian : « Pendant toute la seconde période des cardiopathies artérielles, quelle que soit leur forme clinique (arythmique, myo-valvulaire, coronarienne, aortique, cardio-rénale), la cure peut rendre de très grands services. »

Ne parlant que de ce que j'ai vu et n'affirmant que ce que l'observation de cas nombreux et variés me permet d'affirmer, je ne me crois pas autorisé à en dire autant, bien que, tout comme la cure d'Evian, la cure de Vittel régularise la diurèse des artério-scléreux, qu'elle favorise l'élimination chlorurée et qu'elle augmente l'élimination des matériaux solides de l'urine par stimulation de l'activité glandulaire, qu'elle abaisse manifestement, du moins dans le plus grand nombre des cas, la tension artérielle exagérée, et qu'elle modifie favorablement les divers symptômes subjectifs et objectifs de l'artério-sclérose.

L'adjonction à l'établissement de Vittel de toutes les installations, balnéo-thérapiques et autres, nécessaires au traitement des manifestations circulatoires de l'arthritisme, et la présence d'un médecin préposé aux massages spéciaux et aux exercices gymnastiques et mécanothérapiques, secondera désormais utilement l'action du traitement hydrominéral. En permettant l'emploi de tous les moyens adjuvants de la cure, reconnus si utiles en pareil cas et qui contribuent si largement aux succès thérapeutiques dans toutes les stations recevant spécialement des malades dont l'appareil circulatoire a été plus ou moins touché par des infections et des intoxications antérieures, ces conditions nouvelles faciliteront et favoriseront grandement leur traitement à Vittel.

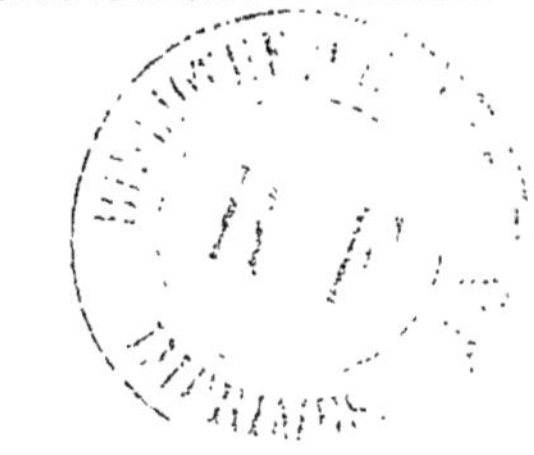

TABLE DES MATIÈRES